U0363538

社 会 心 理 服 务 书 系

浴火重生

一位丧子母亲
哀伤疗愈的心路历程

[美]桑迪·佩金帕　著

王建平　[美]王逸　[美]刘新宪　译

How to Survive
the Worst
That Can Happen

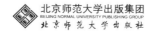
北京师范大学出版集团
BEIJING NORMAL UNIVERSITY PUBLISHING GROUP
北京师范大学出版社

献给我最亲爱的儿子加勒特，是他永远地改变了我的生活。

译者序

　　首先我非常感谢本书作者桑迪对我的信任，并让我为她的书作序，对此我感到十分荣幸。我是从读桑迪的书开始认识桑迪的，在我第一次读这本书时，就被书的内容深深吸引和感动。后来我和桑迪有过很多次交谈。我对她的经历了解得越多，对她就越发敬重。她是一位为无数在幽谷中蹉跎的人点亮希望之光的人，一位勇敢坚强且充满爱心的母亲。她的书可以让我们深思在失去最亲爱的人之后，如何让生命变得依然有意义、有价值、有希望。

　　桑迪曾经像世上无数的母亲那样，有过充满美好憧憬的金色少女时期，和心仪的男子结婚，有了可爱的孩子和温馨的家。此外，她的作品成了美国的畅销书，她和丈夫共同创建的事业蒸蒸日上……

但这美好的一切几乎在一瞬间被难以预测的命运彻底摧毁了。从她发现大儿子发烧到因脑膜炎离世，前后只有二十四小时。命运把她从一个幸福的母亲一下子打入深不见底的深渊。丧子之痛只能经历，无法言述，因为它的黑暗和痛苦远远超出了人类文字所能表达的范围。她曾因不吃不喝晕了过去；她曾经连续三年几乎每天都要去儿子的墓地看望，在那里她可以和儿子继续谈心。在巨大的打击下，她和丈夫共同经营的、在当时的好莱坞已经名声斐然的影视剧工作室停止了运作。在儿子逝去了若干年后，她丈夫因心肌梗死突然死去。人生的悲剧一幕幕被揭开，她被一次次推上了黑暗的舞台，成为一名黑色聚光灯下孤独的舞者。

　　但是多舛的命运终究没有将她击垮。她离开了好莱坞，在朋友的鼓励下，她学习并通过了地产经纪人执照考试。她还通过了哀伤咨询师考试，努力帮助其他丧亲者学习应对丧亲的打击。她在平淡的生活中疗伤，在平淡中学习如何应对生命的黑暗。在平淡中她成了一名普通而平凡的房地产经纪人和哀伤咨询师。在平淡中她学会了去体会流淌在血液里的泪水，除了痛的苦涩，还有爱的甘甜；深刻入骨的除了创伤，还有美好的回忆。在平淡中，她依然深刻地思念她十六岁早逝的儿子，但她也知道如何安置孩子在自己生命中新的位置。

她依然会遇到哀伤的乌云，但她学会了如何穿过乌云看到乌云之上的阳光。

在漫长的平淡中，她始终没有忘记，在她儿子逝去的当天，她的朋友，一对失去过五岁女儿的夫妻送给她的一本书——《丧失子女的父母》。书中有不少有价值的丧子父母哀伤疗愈的信息。这些信息为她以后的哀伤疗愈提供了信心和启发。她也没有忘记在最痛苦的时候读完那本书并在心中默默地起誓：将来我若能重新开始生活，我也要写一本这样的书，来帮助其他失去子女的父母。

时光飞快地在平淡中流逝着，这一愿望始终伴随着她。她想写又害怕动笔，害怕伤疤会被揭开。直到她的儿子逝去二十年后的一天，她突然动笔开始写这本书。这与她曾经出版的第一本畅销书——《罗茜，不完美的天使》(*Rosey ... the Imperfect Angel*)已经相隔二十三年了。第一本书写的是关于父母如何用爱来呵护有兔唇的女儿的，那来自她的亲身经历。而这本书是关于丧子父母如何用爱来保护自己的，在命运的打击下，平淡而坚强地重燃生命的火焰，这同样来自她的亲身经历。

这本书不只是一位丧子母亲个人经历的记述，它也是对哀伤疗愈经历的提炼和升华。它用通俗易懂的文字科普了丧子父母的哀伤疗愈方法；它为失去子女的父母提供了大量极有价值、实用可行的信息，从剧痛期孩子的丧葬到遗物处理、夫妻的关系，一直到生命意义的重建等。

这本书对失去子女的父母来说，是一位"过来人"在隧道里燃起的烛光，也许它很微弱且平淡，但它有温暖的光。对关怀者来说，它是一个人生的课堂，它没有洋洋洒洒的高谈阔论，但它揭示了人们不易看见的丧子母亲的哀伤自救之路。这本书又像一本丧子哀伤疗愈的操练手册，里面有很多具体的操练建议。

更重要的是，这本书可以让人感受到爱的力量。哀伤源自于爱，哀伤疗愈同样源自于爱。我希望读者在读这本书时，能够对爱有更深刻的理解并提升自己对生命意义的理解和对生命的珍惜。

本书是哀伤疗愈系列书籍中的一本。作为译者，王建平教授、王逸先生及我都殷切希望今后能有更多的同类书籍在中国出版，使中国的哀伤研究与干预能有更快更好的发展，使哀伤者的心灵得到关爱，使关爱者的精神得到升华。

最后，我们深切感谢桑迪在本书翻译的过程中给予我们的帮助和支持。

同时，我们深切感谢北京师范大学出版社周益群编辑对本书出版的热情帮助和支持。

[美]刘新宪

2020 年 3 月 30 日

前　言

　　首先我想说，如果您需要这本书疗伤，我为您的遭遇感到难过。因为这本书的题目直达主题，您一定经历着生命中最大的不幸，我向您表达我最深切的同情并为您祈祷。

　　我不能说我理解您所经历的一切，真的，我绝对不能这样说，尽管我亲眼目睹了我最好的朋友桑迪及其家人是如何从无法想象的创伤中走过来的。从她亲爱的儿子加勒特去世直到现在，我反复阅读这本书，并可以确定它正是您所需要的。虽然有不少关于丧失子女的书，但在我看来，还没有一本书像这本书这样，可以帮助您从丧子的悲痛深渊中一步一步地走出来。桑迪和她挚爱的亲人的艰辛历程，全都记载在此书的字里行间中。这本书不只是她在叙述一个故事，您也可以循着她的叙述，一步一步地参与进去，让它成为您自己、家人以及您所爱的人的疗伤方法。

这本书不仅通俗易懂，还有深邃的见地和建议供您参考。我确定您可以走出哀伤，在艰难历程的那一端，您会看到希望和释放哀痛。桑迪在书里完美地安排好了每一个章节，请跟随她的脚步，把书中话语转变成您的行动。

这本书不仅可以帮助您逐渐走出悲伤，它还能帮助您完成关于您孩子的详细的回忆纪录。它不仅告诉您如何写日记，记下您所经历的丧子之痛和疗愈过程，它还有一些建议，如教您如何在家制作一些纪念物，收集您孩子成长过程中具有里程碑意义的纪念品，以及您孩子所使用和制作的物品。

以此来看，我觉得这本书不仅写的是希望和疗愈，它还将孩子从死亡慢慢地转化到另一种生命状态中。我希望您不会感到这句话过于生硬或草率，然而您所经历的丧子历程确实是一个转变过程。我只想在这里表达我想法，希望您也愿意接受。事实上，死亡可以看作是另一个新生命的诞生。我知道，这句话仅仅只是一个微小的安慰。毕竟，您失去了您生命中最宝贵的部分。

此书文笔优美。在您感到恐惧和失控的时候，这些文字会给您力量。它会帮助您懂得：哀伤不是线性的，没有对与错，有的只是您自己独特的形式。

您还会学到如何帮助您身边经历着同样悲痛的人，和在适应了新常态之后如何向陌生人说出您的悲痛经历。此书含有大量桑迪认为的对她和家人极有帮助的信息，这些信息曾帮助他们走过了人生最痛苦的阶段。

这是一本完美的书，它充满爱、丰富的知识、深刻的理解，还有同情心和善良。

我为我最亲密的好友桑迪感到无比骄傲。我看着她走过丧子之痛，虽然有人会选择放弃，但她没有。她勇敢、睿智，乐意帮助那些正在经历着痛苦磨难的人。

虽然她有时也会有感到悲伤，但她现在生活在平安和喜乐中。她是一位传奇的母亲，她也经常鼓励我。

我希望这本书同样也能引导您走向那个平静安宁之地。我向每一位阅读这本书的人献上我殷切的期望，期望在您最艰难的时刻，有安宁和抚慰。

仅向读者们呈上我真挚的爱。

梅丽莎·吉尔伯特（Melissa Gilbert）

妻子，母亲，演员，制片人，导演，活动家、《纽约时报》最佳图书作者。

目 录

——

我曾经有过童话般的生活

"变化随时可以发生，而过渡只会发生在你翻过
了一个生活篇章，等待着进入另一个篇章的时候。"

——威廉·布里奇斯（William Bridges），《过渡
方式》（*The Way of Transition*）的作者

有一件事是可以确定的：没有什么是永远不变的。当你
费尽力气试图抓住时间、某个人或者某种情感时，那一刻，
你被"塞"进了过渡阶段。你将永远因此而改变。

我仍记得，我的丈夫大卫（David）因他的电视剧《美女与
野兽》（*Beauty and the Beast*）被提名艾美奖并走上红毯时的
喜悦。

多年来我一直想，大卫和我早在几年前就已预见到了那个夜晚可能会出现。那是个多么生动的夜晚，到处闪烁着惊喜、魅力和希望。当然，它也意味着成功。但正是这种引人入胜的夜晚给人们的人生经历蒙上了一层"面纱"。虽然有时候这令人难以想象，但这些有血有肉、活生生的人，他们的生活有时充满喜乐，有时却酝酿着巨大的悲剧。

我们要常怀感恩之心，但演艺圈里的人往往并非像他表面那样光鲜。因为我们要努力工作来保障我们的物质生活，所以我们始终紧盯目标，为排演新剧编写新的故事，希望新的剧目比前一部更卖座。

然而，我们最大的成就，就是家庭的不断扩大。在那个特殊的夜晚，我们的两个儿子在家里紧盯着电视机，希望能看到他们的爸爸和妈妈走上红毯。

而我们的女儿，蜷着圆滚滚的小身体，把自己藏在我柔软的睡袍下。

我被这童话般神奇的生活所感染，我相信爱可以统辖一切，我所梦想的一切都可以成真。

在那个神奇的夜晚，没有人告诉我，很快会发生一件十分可怕的事，并会把我的家庭撕裂。

正好是五年后，我们十六岁的儿子，加勒特（Garrett），早上醒来时开始发烧，第二天清晨，他就去世了。我那英俊、健康、充满活力的儿子，从生病到死亡仅仅只用了二十四小时，死因是致命的脑膜炎细菌。

正是那天的悲剧，将我们曾经建起的城堡之墙全部毁于一旦。

没有什么比失去亲人更能深刻地改变人的生活，而失去孩子的打击更是无可比拟。

失去孩子经常被人们说成是所有厄运中"最糟的一种"。当你失去自己的孩子时，你便被迫进入了一个群体，只有这个群体中的人才知道，你人生中的一些篇章已被毁掉。你的未来已经被永远地改变了，而你的过去也不再是原来的过去。

对父母来说，一个孩子无论是死于胎中还是死于童年、青少年抑或成年，悲痛都是一样的沉重。这是人们可以想象出来的最大的损失，没人能为此事预先做好准备。

而我们又能如何？甚至想一想这件事，我们都无法承受。

一个孩子的逝去，摧毁了你所希望、所梦想、所信奉和为之而活的一切。一切都面临挑战，就连继续活下去的意志都面临挑战。

在那个时刻，你必须做一个选择：继续活下去，还是让自己永远陷入失去孩子的哀伤中。

当你连呼吸都感到困难时，你又怎能去做选择呢？当你沉湎于你的丧子之痛时，你那童话般的往昔就隐退到了黑暗的森林里，在那里哀伤的乌云弥漫并遮盖了你生活中的每一点微弱的烛光。

你虽然疑惑，但仍知道每天早上醒来，哀伤依然还在，又是一天，你又要怀着空虚的心情，挣扎着去面对生活。

关于孩子早年的那些美好和愉快的回忆，都被丧失的阴影蒙上了痛苦的色彩。死亡改变了你人生之书的每一个章节，现在这些章节变得杂乱无章，因为你孩子的死亡违背了生命的自然法则。年少者先你而去，离开了这个世界。

你现在必须创造一个新的方法去生存。起初，你甚至不敢相信有这种可能，但你将会看到。

当哀伤无处不在时，你要怎么办呢？哀伤好像是你所呼吸的空气，一直在你头顶的上空。你既不能躲藏，又无处逃脱。作为丧失子女的父母，我们感到生活似乎将我们抛弃了，我们开始自问："我们的生活怎样才能继续？"

你开始审视自己所有的情感到底丧失了什么，尤其是对那些愉快的时光。而那些丧失，既不能讨价还价，也不能找到替代。你陷入深深的绝望，你的存在被撕裂得体无完肤，你头脑里所能想的都是"过去"，而"过去"再也回不来了。

你会从这些文字和情绪上看到自己吗？你自问："我还会有快乐吗？"

是的，你会有的。

我写这本书，就是要让它成为你的引导，让它像一条舒适的棉毯，用希望、爱和激励来温暖你。让我来搀扶你、指引你。我有这样的经历，并且我活了下来。

我可以保证，你并不孤单。有很多人，像我一样，在你之前已经走过这条路了。要重建你的生活并不容易，但是你可以通过做一些事，把平安、意义和喜乐重新引进你的生活。你可以重新得到一个能让你接受的、有品质的生活。

是的，你可以得到的。

我保证，你后面所学的课程，会给你在此时很难想象的更好的生活。

因为此时你还被沉痛的哀伤所困扰，处在一个哀伤风暴的旋涡中。

·~~~~~~·

伊丽莎白·库布勒-罗斯（Elisabeth Kubler-Ross），一位开创性的精神病医师和濒临死亡研究的开拓者，在她的《论死亡和濒临死亡》(*On Death and Dying*）一书中阐述了她"哀伤理论"的五个不同阶段，你也许知道这五个阶段：

· 拒绝；

· 愤怒；

· 讨价还价；

· 抑郁；

· 接受。

每个人的哀伤过程都是独一无二的，但是你若能从这些阶段和模型中看到自己，你便可以开始接受一个有过丧失的新生活。

通过认识自己的哀伤的五个阶段中所经历的过程，我还走进了第六个阶段，我称它为"坚韧"。

在这个过程的某一点上，我认识到，"坚韧"是我的唯一选择。我不能让有品质的生活在我身边消亡，我必须要为我的丈夫和剩下的孩子们好好地活下去。我知道这是为我那英俊的儿子——加勒特——该做的。他不会希望我们的家庭因为他的去世而分崩离析。

他并没有白白死去，相反，他的死去，促使我去寻找"坚韧"，并以它为"平台"获得重生。我必须和我的儿子建立一种新的联结关系。虽然我再也不能拥抱他的肩膀，但他的死并不意味着我们之间的关系就此中断。

在沃登（Worden）的《哀伤任务》（*Tasks of Grief*）中，第一个任务就是：要从理智上、情感上和精神上去接受丧失这个事实。

我知道，在你还深陷于哀伤时，这是很难想象的，而且我不能说服你只要循着接受事实的轨道，一切就会好起来。毫无疑问，失去孩子将永远改变你的生命。但如何度过你的余生，将是你对自己的挑战。你必须学会在哭泣和正常生活之间找到平衡。

哀伤的第二个任务是：识别、经历和走过痛苦。这说起来容易做起来难。

正当你觉得平复了，哀伤会悄然而至，试图把你封闭起来。

哀伤从来不是直来直去的。眼泪和哀伤有时会如复仇者般到来，这些只是整个过程的一部分。然而，只有当你开始疗愈和平复，才不觉得整个过程过长和过于黑暗。

你每天的情绪可以说是"百感交集"。早晨，在一个短短的瞬间，你感到自己的丧失只是一个可怕的噩梦，然后它从现实向你击来。你从一个严酷、冰冷、恐惧的现实中醒来，开始新的生活，而你的孩子已不在其中。

你一遍遍地被疗愈又被打碎，直到有一天，当你醒来时那些想法不再重现，这时就可以进行沃顿的第三个任务：在没有你可爱的孩子的境况中，调整和适应新的生活和环境。

一旦你能接受这个新的生活，你就进入第四个任务：重新引导你的情绪，把它从你孩子的身上移开。你要学习管理情绪，把哀伤的情绪收藏起来，以便让内心有足够的空间去应对未来。在你的心中，你可以一直把你的孩子放在一个特别的位置，在那里，记忆永存。

如果你才刚刚踏上这条看起来漫长无边的疗愈之路，你并不孤单，正如许许多多的与你我有相同经历的人一样，在这条路上，我只是走在你的前面。我们仍然站在那里，我曾有过与你相同的感受，看不到丝毫希望，更不敢奢求今后还能重新"快乐"。

就在我儿子去世的那天，确实有人向我走来。他说："这也同样发生在我和我的妻子身上，但我保证，你会好起来的。这是一个漫长的过程，但我保证，你会平复的。"

❦❦❦❦❦

我真的平复了。

平复不等于你不再感到痛苦。平复也不等于你忘记一切和不再有深深的绝望，平复也不等于你不再想念你的孩子。

平复意味着你选择接受事实，并且希望之光将在你的生活中重现。你仍然会常常想起你的丧子之痛，但你能找到一种方式让它去适应生活，而不是让它掌控你的生活。

事实上，有时候你会想念从丧子之痛最深处流淌出来的泪水，因为那恰恰是你心中最深的爱。

要挥去哀伤往往极其艰难。爱的情感是如此的真切和强烈，你能从体内的每一个细胞感觉到它们。你的泪水让你重新感受到你的孩子，这是父母和孩子依恋纽带之中最甜蜜的一点，即使是死亡，也不能把这样的联结割断。

哀伤仍会如同潮水般一波一波地向我涌来，筋疲力尽的感觉甚至超过强烈的刺痛感，但我惊奇地发现，无论我的丧失有多大，或我的哀伤有多深，世界并没有停止。相反，身边所发生的事越来越多。我希望我丈夫和其他孩子的生活有盼头，也希望自己的生活仍有盼头。

让我来引导你一步一步走出丧子之痛。我从自己的丧子悲剧中学到，你有两个选择：活下去，或者仅仅苟存于世。我选择活下去，我也向你建议这个选择。

在这本书中，我会引领你经历重新获得有品质的生活的过程，这个过程允许你哭泣，也会让你欢笑。我会手把手地教你如何变得坚强，并教会你生活的轮回，我会支持你，直到你重新找到你自己的力量。

要理解这个黑暗时期是多么的困难啊！你又如何能在丧子之后享受幸福呢？是的，你不能，但幸福自会降临到你的身上。

哀伤不是无期徒刑，哀伤是生活的通道。"通道"这个词是指一个"通行的过程"，虽然在哀伤的迷雾中，这看似难以通行。

满怀善意的亲友们会以他们所认为的最佳方式来关爱和支持你。他们会试图告诉你，总有一天你会好起来，但他们永远无法理解失去亲生子女的那种感受。

但是，我知道，因为我也失去了我可爱的孩子。

我将为你提供我所知道的一切，并给你希望。这本书不是告诉你如何去停止哀伤，它是要引导你如何去接受现实，释放哀伤，并且一天一步地去学习新的生活方式。

人们希望你能重新开始生活。当你打开心扉，积极疗愈，并接受别人的关爱时，你会发现，你的心便已经开始得到疗愈。

是的，你的孩子已经逝去，你唯一的选择就是要走过这条哀伤之路。

但你并不是孤单一人。

让我们一起承担你的丧失之痛，一步一步地去寻找重生之路。让我们一起来重建希望，变不可能为可能，让我们一起见证你的浴火重生。

我保证。

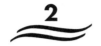

开始你的旅程

　　本书的每一个章节都有我自己疗愈之旅的故事和一些感想、启发，以及一些特殊的平复方法，这些方法来自哀伤疗愈过程中我的学习、过程、治疗，还有与其他丧子父母共同走过的疗伤历程。

　　在这些章节里，也许你会看到自己的身影，看到你的感受、恐惧、泪水、悲哀和你正在发现的真相。在此后的每一章的最后，有一系列练习。我称这些练习为你疗伤过程中的"踏脚石"。我建议你从这些练习开始，至少你要向自己保证你会去写日记。

　　充分的练习是你寻找生活的平衡点和重组你生活的捷径。

通过这本类似练习册的书，你可以将疗愈从被动的服从转为主动的平复。从阅读书中的故事，到一步一步地去身体力行，你将打开重建生活的大门，你的力量和能动性也随之增加。你会看到未来的希望和从深重的哀痛中走出来的可能性。此时这似乎是不可能的，因为你的心已经碎了。但我会敦促你，坚持下去。

假如你觉得自己还没准备好按照顺序去做这些练习，那就跳过它，先做你愿意做的。即便你只是阅读本书，它也能为你提供疗愈哀伤的意识和内察力。无论怎样，你都会从中获益。

这本书是为你而写的。要知道我和你一样，我也失去了一个孩子，但我活下来了。现在重要的是，你要开始你的征程，而你首先要做的就是，在这疗伤的路上迈出第一步。

这是当务之急。

漫长而又曲折的路

自从你失去了你的孩子，毫无疑问，你会被情绪的阴霾笼罩。你基本上放弃了你所有的一切，但又在寻找可以解开哀伤束缚的方法。当你总是有这样的感觉时，你会感到恐惧。

引用英国"甲壳虫"（Beatles）乐队的一句歌词吧，"那是一条漫长而又曲折的路"。然而，总有一条路是让你向前迈出去时可以治愈哀伤的。不管你是多么的不情愿和不相信，请先迈出第一步，开始你的疗愈旅途。

这个疗程的第一步是从写东西开始的。书写的好处是让你可以开动脑子，并结合你的思想和感情把它们从讲述变成文字，落到纸上。然后，释放它们。

这个方法能让你把悲伤从脑海转移，把泪水化为墨水在纸上倾诉，从而让你的思想和情绪得到一点休息的时间。

这时，一件奇妙的事会随之发生：你会看到希望出现在你的字里行间。

"但是，我怎么能做呢？"你会问，"我又不是作家。"

没关系，文字并不重要，重要的是你的感情。即使你开始时只写一行字，你的思想也会把文字送到你的笔尖，然后让它们流到纸上。

这对我来说也十分费力。当我开始我的疗伤之旅时，我只会在纸上写："我儿子死了，我的生活再也不会像以前那样了。"

但是，第二天，我写了一个段落。然后，我发现，一天又一天，写下字句变得越来越容易了。其实，这不是什么神奇的魔法秘密，你只需拿起一支笔，开始写下第一个字或第一句话。

写作可以帮助你保持头脑清晰，也能观察你治愈哀伤的疗程。而现在，你只是在初始的阶段，此时，你的哀伤仍是原生的、未经梳理的。

"哀伤"这个词在古代文字中表示"沉重"的意思，它是对伴随丧失而来的感受的定义。

写日记还有一个原因，它可以成为你的资源指南，好像一本备忘录、一本纪念册、一本通讯录、草稿本、名言摘录本……又或是一本"希望手册"。

在下一章，你会学会如何用它来作为你的"生命线"（我们将会建立一个关怀者群）。它也是你的"每日计划本"（极为重要），用它来记录令你感到安慰的食物、食谱、诗歌、名言摘录、照片、夹入书中的干花，或者，可能的话，一幅花园图或你准备建造的纪念地的素描。

我的日记记录了我深深的哀伤，我疲乏软弱的精神和空虚的心灵。但它也记录了我在疗伤过程中的秘密和曾有过的梦境，以及我儿子仍然和我在一起的"证据"。

然后，事情开始转变。我开始不只写有关我哀伤的事情，而是为了重建我的生活，开始用文字建立展望未来的平台。

我很珍惜这本在悼念我儿子时所写的日记，因为直到今天，有些过去的想法依然还在。它使我看到了自己信念的成长和我的重生，以及我不可思议的"求生"意志。在这里我为你提供一个框架，用来观察自己的耐挫力。总有一天，你也会回首读自己的日记，到那时你会惊奇地发现，自己已经走了多么远。

写作是大脑的一个自然需求，它唤醒你情感上的自我认知能力。这个过程让你体内产生化学反应和"感觉良好"的激素，为你的大脑"加油"。

詹姆斯·潘尼贝克博士（Dr. James Pennebaker）是美国得克萨斯大学的社会心理学家，他被认为是"写作疗法"的创始人之一。他的研究结果证明了：将你思想和感情最深层的东西写下来，是一个有效的工具，它可以帮助你在失去孩子之后重新获得有品质的生活。

当我们把思想和感情翻译成语言写到纸上时，我们就已经把它们从脑海里分离出来，这也给了我们一个机会，让我们成为旁观者并思考我们所经历的事情。写作是一个表达的工具，对我而言，它时常伴随着泪水。请不用去担心文字拼写、语法是否正确或者字体是否美观。这只是供你自己阅读的，并非为了他人。

它给了你一个安全的地方来：

· 真实地讲出你的感受；

· 反省；

- 关注情绪和反应；

- 提出问题；

- 发泄愤怒；

- 感受哀伤；

- 暴露弱点；

- 寻找安宁；

- 表达期望和写出自己对未来的展望。

这就是写作的魅力，它可以让你从日常生活中分离出来，作为旁观者仅仅去观察它。同时，你也有了一种可以整理情绪的方法。它会成为你疗愈过程中的"活课本"。

从某种角度讲，你正在"下载"你的一生，把它放进档案，然后加上一定的可能性和越来越多的证据，这份未来的档案会在日后为你提供平安和喜乐。

请你每天至少花十分钟来写日记。一定要腾出时间，坚持不懈。不要讨价还价，要像坚持吃健康食品、坚持锻炼身体那样。

人们常说："时间是治愈精神创伤的良药。"但这个说法对

丧失子女的父母来说未必准确。然而我想告诉你的是，在那段时间做适当的事将会有助于你疗伤和接受丧失的事实。

你对自己，必须有耐心。

你的疗伤就从今天开始，不是明天或者一周之后。越快行动起来，你生活的破碎就越少。

失去了孩子这件事，可以影响你的家庭和人际关系。马上开始疗伤过程，可以在悲痛时期保护你的家庭。你的家人都在担忧生活是否还能和以前一样，你能给他们的最好礼物就是向他们展示你的"疗伤日记"，他们也会跟着你开始他们自己的疗伤之旅。

从写日记这个简单的练习开始，很快，你会看到自己真的从可怕的悲剧中开始了求生之路，即使这只是很小的一步，但它每天都会有进展。

‖ 踏脚石 ‖

日记和旅程

你要按照日记的计划去做，把这个工具当作疗伤过程中神圣而不可妥协的一部分。随着时间的推移，当你回首展望和反思已经过去的时光时，你能见证你所经历的改变和复原。

请记住，哀伤疗愈的过程犹如流水，因此，在练习过程中所出现的反应、感情和理念，都会随着时间的推移而改变。

- **购买一个日记本或工作手册** ——用它来记录你最隐秘的思想、感觉和经历，从开始的那天起，用它来帮助你重整你未来的生活。在字里行间，你会发现你生命的轨迹，并因此一边积极地复原，一边不断地去表达你个人的一些想法。

- **插几张照片和你孩子的遗物在你的日记或工作手册的首页上**——这样，总会有一些你最喜爱的影像跃入你的眼帘。

- **下决心每天做一点与你丧失和疗愈有关的工作**——也

许只写下一个句子，如果这是你仅仅可以做到的。

- **把你的生活构筑在你的日记里**——用它来记录你的约会，列出你需要记住去做的事，用它来做计划，以及记录我在后面章节中会提到的种种活动。

- **很多人喜欢在电脑上写作**——我既用笔写，也用电脑写。我用笔写我的日记，但我用电脑给儿子写信。我建议你先用笔写下日记，让你的思想先从脑海里发泄出来，就不会受拼写检查、进入邮箱的电子邮件以及自动化格式等电脑软件功用的干扰。

在你日记的首页，请用粗黑体字写下：

我的孩子不在了，这是我新的生活起点，学习如何在自己的丧失里继续生活下去。我保证，为了他，我要治愈自己。

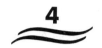

你的"生命线"：朋友和家庭

在自然界，当一头母象病了，或者受伤了，其他母象会围在她的周围，保护她，抚育她，照顾她，直到她康复至可以自己站起来。

你的孩子去世后的第二天，也许会有一批亲友围绕着你，他们会各尽所能来帮助你。请记下这些出现在你生活中的人，因为他们就是你日后的"生命线"。

梅丽莎·吉尔伯特（Melissa Gilbert）就是这样的一位朋友。事实上，她是我最好的朋友。你也许看过她年轻时拍的一部电视剧《草原小屋》（*Little House on the Prairie*），她在那部影片中扮演劳拉·英戈尔斯（Laura Ingalls），或者看过她成年后拍摄的许多部电影。我们是真正能同甘共苦的朋友。关于我们之间的友谊，她说：

"没能将你置于死地的东西会使你变得更加强大，这绝对是千真万确的。我和最好的朋友谈起这件事，我们仔细地来分析，最后得出一个结论：人生就像一串珍珠项链，在每一颗珍珠之间，都有一个结，没有这个结，珍珠就会散掉，珍珠意味着人生中幸福的事件，比如诞生、庆祝、婚姻，以及喜乐。而那些结，就代表着人生中的艰难挫折，但正是这两样东西，才能把珍珠项链串起来。你不能只有一个而没有另一个。"

我儿子在圣诞节的前一周去世，梅丽莎一直陪着我。我记得我在圣诞夜的前一天跟她说起，我的情绪一直不好，我不能为我其他的孩子包装圣诞礼物。但我又知道，不管怎样，圣诞节的清晨还是很重要的，我希望他们的童心不被蒙上阴影。其实，这也是一个让我们大家都能从悲痛中释放出来的好机会。

我给梅丽莎打电话："我什么事也做不了啊！"我哭了。

"桑迪，你能做的，我马上来帮你。"她在电话里回答我。

二十分钟后，她带着圣诞礼物的包装纸、剪刀和透明胶来到我家。

在这样的一个圣诞节，这真是我们所能做的最完美的事了。我和梅丽莎坐在阳台上，喝着热茶，吃着圣诞节饼干。我们裁剪包装纸，为礼物盒打上蝴蝶结，回想起加勒特一生中最美好的时光及故事和欢笑，我们也一起流泪。但最后我们把所有的圣诞礼物都包装好了，我的其他孩子也在期待着圣诞节的清晨。

起初，接受他人帮助有点尴尬。以前我总是去帮助别人，因此很难想象，我现在变得如此脆弱，需要别人来帮助我。

有一段时间，我并不知道怎样让我的朋友来帮助我。但他们知道我需要他们。

请允许你的朋友在你哀痛的时候为你提供帮助，他们是你的"生命线"。

从这一点出发，你们相互之间的关系通过这个悲剧连在了一起。你的亲友都会用惊奇的眼光看着你怎样去蹚过这潭险恶的浑水。尽管看上去有些异常，但你真的成了他们眼中用来衡量他们与你关系的晴雨表。

你的朋友看到你如此悲痛，都很想找到适当的话语来缓解你的痛苦。那就请让他们感到可以不受拘束地谈论你的孩子，因为这能使你们的交流没有障碍。

这样就有一个充满同情心和爱的圈子将你围绕起来。你瞧，富有同情心是人类的天性。

在做这个练习时，你要把你所信任的人列在一个名单里。你要分析他们的强项和短处，其中一定有人知道怎样支持你和爱你。

有些人会帮你做饭，有些人会帮你打扫房间，有些人帮你照顾孩子以及安排他们的日常活动。有些人能睡在你家的长沙发上过夜，以便在你需要时随时可以得到他们的帮助。

通过制作这样一份名单，你就知道遇到什么事去找什么人来帮助你。当你自己觉得无能为力的时候，你的亲友会给你所需要的帮助。

在自然界，当一头母象病了，或者受伤了，其他母象会围在她的周围，保护她，抚育她，照顾她，直到她康复至可以自己站起来。

你肯定有一批亲友，他们随时随地准备帮助你。你要让他们来拥抱你，用他们所了解的方法来拥抱你。你要谅解他们的失言和他们的无从下手。

只有走出去了，他们才会在你疗伤时呵护你。

在这个"踏脚石"练习中，我们要找出你的支持者，找出他们的强项和你的需求。

‖ 踏脚石 ‖

你的"生命线"列表

从一个有条理的组织的角度出发，这个列表在你复原的初始期就能帮助你。假如你觉得制作这张表对你来说是一个挑战，那么你可以邀请你的亲友一起来制作。

- **制作你的"生命线"，在你的日记或工作手册里建立起一张名单**——它包括所有可以给你提供帮助的人。

- **学会如何寻求帮助和接受帮助。**请记住，人们愿意帮助你。他们要成为你的"守护天使"，呵护着你，直到你能自立。

- **找出那些能在日常生活中给你帮助的人和事。**比如做家务或照顾家里的孩子等，他们是可以向你提供实际帮助的。请把这些人的名单和任务分别写下来，如：

  - 负责每顿饭，准备午餐等；

  - 买菜；

  - 办一些零碎的事；

- 洗衣；

- 带孩子；

- 从学校把孩子接回来，并安排孩子的活动；

- 预约医生；

- 去银行、邮局办事；

- 在工作单位里可以临时帮助你；

- 理财咨询；

- 法律咨询，如果需要的话。

- **当有人来找你，或者你认识了一位新朋友的话，把他们的名字也记下来**——在你生活最黑暗的时期，这张社会支持人员的列表会给你带来安全感和关怀感。当然，也会给你的家人带来同样的感受。

- **请寻找一个有可能支持你的群体**——你不妨去和类似"善爱之友"（Compassionate Friends 失去子女的父母互助组织）的组织取得联系，该组织专门帮助失去孩子的父母。你也可以浏览我的网站或者寻找专业的哀伤疗愈心理医师和专家。也许，这对刚开始经历创伤的人来说，有点太繁杂了，但几个星期之后，你可以再回过头来考虑一下。

尊敬早逝的生命

追悼会和葬礼

假如你已经走完了这最艰难的一步，你可以跳过这一章。当然，你也可以选择读下去，并把它作为你疗伤过程中的一个参考。

最重要的是，在你孩子的追悼会和葬礼这两件事上，你要竭尽全力去做到最完美，这让你今后不会为你当时所做的决定而感到后悔。

为你的孩子筹备追悼会是任何父母都难以想象的事。但是，这是哀伤过程中的一个重要组成部分。你需要有一个追悼会来纪念你的孩子，同时，它也是开始从哀伤中平复的历程。

你的思绪仍处在震惊状态，但突然间，你被告知你得准备一个也许有几百人参加的追悼会，你该怎么办？

你只能尽力而为，你必须要请求别人的帮助吧。

对我来说，我是从请求一位牧师来主持我儿子的追悼会开始的。假如你没有任何宗教信仰，你可以在你的朋友中找几个人来，帮助你安排追悼会。

你所找到的朋友，一定会和你面谈，以便了解你想如何来介绍你孩子的一生。一般来说，殡仪馆和教堂都有一套如何准备追悼会的规则。

举办追悼会的主要目的是提供一个关怀和互相支持的氛围，在这个氛围里，亲友可以聚在一起，来追思和回忆你的孩子。同时，这也是大家交流思想和感情的地方。因为在这里，大家可以互相表达悲痛的感情并互相安慰。这也能让大家围绕着你，帮助你走出悲伤。

去看一下那张"生命线"列表(在上一章里提及)，然后，挑选几个朋友或者亲属和你一起去参加那些筹备会议。

请带上你的日记或者工作手册。因为你的脑子在这时不能记住所有要做的事，所以请你的朋友记下在会议上讨论的具体细节。这位朋友以后就可以把在会上所有计划好的工作分派给其他人去做。

你需要请一位能在公众场合讲话的主持人。他应该负责先做一个开场白，然后介绍每一位发言人，以及其他的事项，诸如音乐和视频的播放等。

我和我先生请了几位朋友来发言。如果他们觉得他们不适合发言，他们建议我们请其他朋友来讲。

请寻找出你的孩子生活中的一些特殊东西，把它们带到追悼会上来，因为这些东西可以再现你的孩子的精神面貌。

这些东西可以是你的孩子放大成海报般大小的照片（我们选择的是加勒特的足球队成员照）、学校里的作业本、信件和有代表性的音乐等。总而言之，找出那些可以体现孩子精神面貌的东西。

我儿子喜欢一个名叫"感恩至死"（Grateful Dead）的乐队。他最喜欢的一首歌是《糖木兰》（*Sugar Magnolia*）。在追悼会上，我们播放了这首歌。所以，我们请一位朋友事先准备一些要播放的歌曲，而这些歌曲能够代表孩子的所爱。

在教堂的祭台上，我们放上了加勒特小时候坐过的高凳，这个旧木凳还是从他爷爷那里传下来的。我们在高凳的旁边，放上了他穿过的第一双小小的牛仔靴。我们把"超人"的帽子也挂在旁边，这顶帽子还是他三岁时，我给他亲手缝制的。

假如你的孩子是死于腹中，或者是在婴儿期去世的，那么你可以用诗歌、音乐和艺术作品来纪念他们。你一定梦想过如何把他们抚养成人，因此，你的哀伤和我们的哀伤是一样的。

会有一些人愿意发言，也会有一些人想说但又不知该怎么说好。那些发言的，当然是希望对你的孩子和所有来悼念的朋友说出自己心里深情的怀念。而对那些想说又不知该怎么说的人，可以给他们一些能够代表你的孩子的诗歌和信件，让他们朗读出来。

如果举办追悼会的场所有可放映视频的屏幕，你也许可以考虑请人做一个纪念你的孩子一生的视频来播放。这是一个灵活的选择，你也可以把它做成碟片，在追悼会之后送给你的亲戚朋友。

因为有这么多的事要考虑和去做，在追悼会之前要完成所有想做的事，往往会使你觉得喘不过气来，所以当你决定了要做的事，你就得去参考你的"生命线"列表，看看谁可以帮助你去做这些事，你就交给他们去做。

假如你们有年幼的小孩，他们是否也应该来参加追悼会？这个决定只有由你自己来做。这需要你对这些孩子的情绪做一个考量，同时也要知道，你的信念和你在追悼会上的情感是会影响到这些孩子的。你那些年幼的孩子们还不太懂得怎样做选择、什么选择对他们是最好的。关于这个问题，你最好还是去询问一下心理治疗师，以及你可以信赖的人。说到底，还是你自己的判断最为重要。这样，一旦你做了决定，就不会后悔。

你也要准备好，在举行追悼会的那一天可能会感到巨大的压力。因为那天，不光是你自己要准备好，而且根据情况的变化，你也许还要帮助你的配偶和其他孩子一起做好准备。

在追悼会当天的早晨，我觉得步履艰难，迟迟没有出发，因为我知道，去追悼会就意味着我的儿子真的已经去世了。每当我自以为已经准备就绪，但还是会情不自禁地哭起来。

梅丽莎和她的丈夫布鲁斯（Bruce）开车来接我们，她用手挽扶着我，一直没有离开。

我真的没有想到有这么多的人，坐在教堂里等着我们的到来。当我们找到座位坐下，我看到祭台上摆着加勒特的遗物，我知道，一切都是真实的。

卡彭特（Carpenter）牧师说："加勒特是一个了不起的孩子！每一位见到他和认识他的人都这么说。他的突然去世是一个悲剧，没有人想到这会发生。我看到很多并不认识他们家庭的人，听到这个消息后都在流泪。"

这正是当你失去一个孩子后所发生的情况。不管你意识到还是没有意识到，强烈的同情心包围着你，因为失去一个孩子，真的是在一切可能发生的厄运中最糟糕的一种。这需要时间让自己的心去体会，人们愿意为你提供帮助。

卡彭特牧师还说："另外一个福分是，他还在家里，睡在他自己的床上，和家人在一起。"

是的，我想，我和他说的最后一句话正是："宝贝，我爱你！"

下一个发言的是萨莉·乔丹（Sally Jordan），她作为加勒特的老师，曾和他一起讨论世界文学。她说加勒特最喜爱的圣诞节故事，是杜鲁门·卡波特（Truman Capote）的《圣诞忆旧集》（*A Christmas Memory*）。这本书对加勒特的影响最深，以至于他曾经想去当一名作家。

杰克·斯卡利亚（Jack Scalia）朗读了加纳·西蒙斯（Garner Simmons)的一封信。加纳和他的夫人希拉(Sheila)一直和我们关系很亲近，加纳为了写一本关于山姆·佩金帕(Sam Peckinpah)的书，曾来采访过我们，因为 20 世纪 70 年代颇具传奇的山姆是我丈夫大卫的叔叔。正是因为加纳的建议，我和大卫才来洛杉矶定居，开始我们在影视行业的职业生涯。

"记住，"加纳写道，"这里不是只有一位加勒特·帕克金帕，其实这里有两位，一位是英俊少年，他和我们在一起的时间很短，但是他使我们的生活快乐，也许他现在是走了。然而，另一位，真真实实的加勒特·帕克金帕，将永远活在我们心中，永远年轻，充满活力。"

他永远年轻，我的儿子将永远定格在十六岁，三个月，又十天。

梅丽莎从我的身旁站了起来，她轻轻地捏了一下我的手，向讲台走去。她直视着我和大卫说："我该怎么开始？我该说什么呢?"她强忍着眼泪。

我开始抽泣。

"我真的不知如何是好，"她一边说，一边低下了她的头，她向大家描述了一个她所认识的加勒特，"可爱、幽默、聪明、有爱心、热情、执着，但又慷慨、英俊、喜爱体育、有上进心、有奉献精神、善良、强壮、善解人意、豁达、富有才华，又很关爱他人……"

然后，她话题一转，说："我们实在是没有足够的词来形容加勒特身上的闪光点。他是所有父母都会喜欢的儿子，是所有孩子都会希望有的兄弟。他也是我的朋友。我真挚地相信，对我们来说他实在是太优秀了。"

她说得对。我常常说加勒特有一颗少年老成的心，每个人都这么说。

但是，我却从来没有想过，因为他天生就知道很多事，这就意味着他的生命会如此短暂，是不是这样的呢？我们生来就要学习一套人生的课程，当我们学完了，毕业了，生命就结束了？

梅丽莎回到我身旁的座位上。

布鲁斯站起来走向讲台。他开始读加勒特在 12 月初写给我的一封信：

> 亲爱的妈妈，
>
> 我坐在这里，回想过去几年我生活中的点点滴滴，想想我的态度、我的将来以及我的感觉和情感。

现在我可以得出一个结论：我从六年级到十年级的那些日子里，一直没有认识真正的自己。现在看来，我那时一直想要装"酷"，装有趣，或者去取悦别人。别人对我的看法，我看得比我自己的还重要。

他会知道吗？他自己写的信，会在他的追悼会上被读出来。他的灵魂会知道吗？这封信正是他在过去几个月内，生活发生了巨大转变时所写的。

这是对他最好的纪念，而且，这是他亲手写的。

布鲁斯用浑厚的声音，一字一句地读出了这封记录加勒特生活的信，真是比我们任何人的文字都好。布鲁斯继续着：

我会去买一些衣服来穿，但很快，我发现是为了穿给别人看的。我痴迷于自己的形象，我的头发必须弄得完美，面部也要抹得最干净。我要穿最"酷"的衣服。可以说，我对我自己的外表，已经超越了痴迷的程度。

起初，我很喜欢去公立高中。因为这会使我感到自由，并感到自己就是一个真正的高中生。最初的几个星期，我有点腼腆，但是很高兴。我离开了以前的老朋友们，因为我对那时不愉快的生活感到厌倦。不久，我在新的学校里交了很多新朋友。但是，我又开始注意起我的外表来。我急切地寻找着某种形象和外表，但女孩子们对我并不怎么注意。

高一的时候，我的成绩不错。那一年的暑假，我去了奥姆夏令营(Orme Summer Camp)，这是我连续三个夏天去的地方。然而，就在那个特殊的夏天，突然间，我认识到了自己真正的性格、真正的形象！我很有人缘，在夏令营里，我和最漂亮的女孩一起出去。这使得很多人取笑我，但我真是第一次成为我自己！

带着这些经验，我又回到公立学校，开始了高二的学年。几乎是同时，我失去了所有从亚利桑那夏令营带回来的信心和自豪。

然后，我的生活开始一落千丈。我的第一张成绩表上出现了四个"D"，我从来没有拿过"D"，更不要说是四个"D"了。我的学校作业做得一塌糊涂，我意志颓丧，我的父母看到我这个样子，心都快碎了。就为这一点，我真的是不能原谅自己。

最糟糕的是，连我自己也搞不清，为什么我的成绩和我的意志会这样一落千丈。我现在知道了，那是因为我当时只沉迷于他人是否接受我。

那时加勒特真是在挣扎。我坐在他的房间里帮助他做家庭作业，他不是不聪明，但他的注意力就是不在学习上。

布鲁斯还在读：

那一年结束的时候，我的学业真的是坏到不可收拾。我被我的父母强迫性地送进了暑期学校补课。但那个地方就是我去年找到自我的地方，区别在于这儿成了一所学校，一个学习的地方。结果，这一年夏天的暑期学校成了我一生中最重要的一个地方。我重新找到了学习的方法，学到了怎样去做功课、怎样做个学生。我在奥姆学校得了两个"A"。

他还在信中继续坦诚地叙述他自己和他的教育。当时，我们一致决定，让他留在奥姆念高中。

第一件让我对自己改变看法的事情是，我加入了学校的足球队。在第一场比赛中我发挥得很好，我也在球赛快要结束时，又得了关键的一分。从这两次得分中，我看到了自己态度的改变。不用怀疑，我可以做到，而且可以做得很好。那一季的足球赛，给了我从来没有过的信心。但是，这还是无法和我的成绩单相比，我在那个学期拿到了三个"A"，两个"B＋"。我进入了优异学生榜。我做到了，我为自己感到自豪。我知道我的父母也为我感到骄傲。

布鲁斯的声音有些颤抖，但他还在继续念加勒特的信。

就这样唐突地，我成了加勒特·佩金帕，一个认识自己的人，一个别人也能认识的人。

我听到教堂里一直有人在暗暗哭泣。当我听到吉他的声音响起时，我的朋友，南（Nan），开始唱《奇异恩典》（*Amazing Grace*）。

是的，加勒特做到了，他写了纪念他自己的悼文。然后，他离开了这个世界，他把一切都做到了极致。

‖踏脚石‖

纪念孩子的追悼会

追悼会和葬礼是一项具有超级压力的任务，你要做出那么多的决定，因此，第一件事，就是要请求你的朋友来帮助你。这也是唯一可以让你顺利完成的方式。

- **你可以请你的亲友来组织你们自己举办的追悼会。** 挑选一位朋友做主持人，向大家介绍各位发言人和要演奏的音乐。

- **假如你选择把追悼会放到墓地附近举行，就应该尽快与墓地负责人取得联系，** 他们也会告诉你该怎样安排追悼会。

- **从你的"生命线"列表里找出可以帮助你在追悼会上布**置照片和纪念物的朋友。

- **选择在追悼会上播放的音乐，请让你的朋友来组织这**些事，如：安排人来协调音乐的播放单等。

- **把你自己所录的视频交给你的朋友，让他们把这些回**

忆的短片在追悼会上播放。你也可以做一个比较完整的录像，以便在追悼会后分送给亲戚和朋友。

· 有没有最能代表你的孩子个性的照片？把这样的照片找出来，然后请你的朋友把它们放大到海报那样大小，放在画架上，供人瞻仰。

· 挑选一些其他可以代表你的孩子的遗物。比如：他最喜爱的素描，他的作文，或者是一封信等。如果能把它们放大，就更好了。

· 假如你的孩子是死于腹中，或者是在婴儿期去世，那么应该用诗歌、音乐和艺术作品来纪念他们。

· 决定由谁来发言、发言的顺序，以及了解他们发言的内容。把列表交给主持者。

· 指定一些朋友去通知追悼会的时间和地点。因为有人要寄卡片和电子邮件来慰问，所以这件事必须得先做。

· 通常在追悼会后要有一个聚会，这可以在你的家里，也可以在一个大餐厅。选择好举办地点，委托两位朋友替你安排这件事。因为那天你是不可能有空来自己烧菜的。

- **请求你的朋友来帮助你和带领你度过这一段悲痛的日子。** 你的配偶不太可能来做这件事，因为他/她也沉浸在深深的悲痛中。

最后，许多年后，我真的不记得是哪些细节，使得我儿子的追悼会办得如此完美。我只知道，是因为我朋友们的帮助，因为他们对我的关怀。

‖踏脚石‖

让孩子得到安息

另一件大事是要决定怎样举办你孩子的葬礼，你要和殡仪馆的负责人讨论是土葬还是火葬。这完全是由你决定的，当然，所做的决定和你的信仰有关。

请你必须有思想准备，这是个很困难的决定。

询问你的朋友，了解一下有哪些葬礼可供选择。

- **怎样安葬你的孩子是一个很难做的决定。**请一位朋友陪你一起去墓地看一下棺柩和下葬的地方。有些人选择把骨灰撒掉，如果是那样的话，你要选择火葬。

- **把目标集中在当下必须要先做的事上。**殡仪馆有时会向你推销额外的墓碑和墓穴等服务项目，你可以只问他们，哪些是在你的孩子的葬礼上要做的事。当下，你的精神状态没有稳定到可以做其他决定，所以只把注意力集中在那些必须要做的事上。

当追悼会和葬礼结束后，你只会记得其中的一部分，而其他部分就像一团雾。这时，要让自己安静下来，办完了追悼会，安葬好孩子，你已经做了你该做的。整个过程既完美，又庄重。

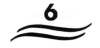

学习谈论孩子的逝世

"当你走出第一步（谈论你的孩子），可以影响一生的危险已被消除。"

——哈丽雅特·萨尔诺夫·席夫（Harriet Sarnoff Schiff），《丧子父母》（*The Bereaved Parent*）的作者

我儿子去世的那天晚上，人们一批批地来到我的家里。我不能吃也不能喝。我走出门，到了前院，看到了圣诞节的彩灯在黄昏里摇曳。自从加勒特生病以来，我就没有把这些彩灯都挂完。因为没有什么事比坐在他的房间里，为他的额头擦汗更重要。

12月19日，那是我一生中最悲痛的一天。那天天暗得特

别早，周围的人都忙着准备晚餐。我想说话，但又不知道该说些什么。

我突然感到头重脚轻，就躺倒在沙发上，闭上了眼睛。

这时有人敲敲我的头，原来是萨莉·乔丹，我的写作老师和朋友。她唯一的女儿刚在去年夏天去世。我记不起来我是否和她谈论过这件事，但我们一定是谈论过的，也许，我只是想回避。

"我理解你的感受。"她说。

是的，她真的是理解的。

"你有时会感到悲痛简直是无法忍受。"她继续说。

"现在真是受不了，萨莉，"我回答说，"我不能不想，真的是不能停止去想，他好像无处不在，他就在我的脑海里，这些回忆实在是无法停止。"

"我知道，"她回答说，"你的脑子还在运转，你不能停止去想他，但是你沉浸在强烈的悲痛中的次数会慢慢减少，你的生活就会好一点。"

"我应该怎样对别人说啊？"我问她，"人家会把我看作一个可悲的人啊！"

"不，"她说，"人家会把你看成一个胜利者！"

萨莉帮助我、引导我如何去跟人家谈论我逝去的儿子。她说："告诉所有的人，省得让别人来告诉你。当你去超市买东西时，人家问你怎么样了，你就告诉他们，因为你的儿子去世了，你很悲伤，你需要时间来调整自己。"

开始的时候，我真的这样做了。我告诉洗衣店里的女店主，我告诉意大利便食店里我最喜欢的那位女营业员，我也告诉了我家的花园师傅，我的银行服务员，甚至告诉那位经常和我一起在健身房里锻炼的男士，几乎告诉了每一位我每天或每周会遇到的人。我是有备而谈的，所以我在谈话中总能控制住自己的情绪。

这也许跟你所想象的相反，是不是有点太自私了？难道这不会让别人觉得难过吗？对的，经常是这样的。但这也可以变成一件好事，因为这会不断地提醒大家，这些死亡事件是可以在最意想不到的时候发生的。这也告诉了大家："珍惜你所有的，珍惜当下。"

最重要的是，把自己丧子的事告诉别人，能帮助你调整自己，为自己疗伤。大多数人会同情地说："我们真是遗憾听到这样的消息。"也有人会从一大堆安慰悲伤的话中说出一句：

"他去了一个更好的地方，他现在和天使在一起了。"还有一些人，什么话也不说，只是继续谈论天气。

面对一位丧子的母亲，人们真的不知该说什么。但是至于他们说了什么，并不重要。重要的是，这样的练习，会让你在精神上和悲伤的心里听到"我的儿子死了"，一次又一次，让你调整自己，最终接受这个事实。

吉娜，一位专门负责失孤团体的社工人员说："重要的是，把故事一次一次地说，因为这样会使你的脑子完全理解，并且接受现实。"

这样做，并不是要你的脑子对悲剧变得麻木，而是要你的脑子分门别类地去储存一些记忆，从而让你对它们有更好的控制。

你的孩子并不是"丧失"了，也不是"走了"，你的孩子是"死了"，虽然听起来很有悲剧性，但确确实实就是这么发生的。

别人一般不大会问是什么原因，但有些人也会问，你要准备好如何去回答。假如你不想告诉人家，就没有必要一五一十地讲给人家听。

对于那些自杀的或者死于暴力的孩子，家长更是难以启齿。只有你自己才会知道应该怎么说。

我朋友的女儿患有精神分裂症，最后她自杀了。当有人问起她的死因时，我的朋友回答说："我的女儿一直在和她的精神病做斗争，我们真的很想念她。"

有时候，人家会问起你的孩子的死因。是出于好奇吗？是的。但往往是因为某种恐惧，促使他们询问。他们不敢相信，那些无故的悲剧会发生在他们的孩子身上。有一位朋友就对我说，是我拯救了她女儿的生命。因为她女儿有喉咙痛和脖子僵硬的症状，她突然想起了我讲给她听的加勒特的症状，她就没听信医生所说的"流行性感冒"的诊断，她坚持要医生做更多的检查，结果她是对的，她的女儿得了脑膜炎。从这个角度去想，我儿子的死，救了她女儿的命。

你现在开始认识到作为一个丧子父母的责任了吧？真是很难想象得到，当你还处在悲痛阶段，但是你的丧失对他人来说，已经具有更深远的意义了。**这也许意味着拯救另一个孩子的生命。**

当你能谈论起你的孩子的死因时，你让你的朋友放下心来。我的朋友在很多年后告诉我，当我和他们谈起加勒特时，他们都松了一口气。这就好像"房间里的大象"，大家知道"大象"在那里，只是没有人敢去面对"大象"。若你自己先说了，他们就松了一口气，而你自己也卸下了不少的压力。

随着时间的推移，想听你的故事的要求也会逐渐减少，那时你可决定是否还要讲给别人听。

我的个人健身教练，勃布·唐奈尔（Bob Donnell），他三岁的女儿死于一场车祸。他曾经说过，要经常估计一下"人际关系的价值"，然后来决定是否要向那些人述说自己的故事。你要问问自己：我会和这些人再见面吗？他们是否还会出现在我的生活中？对他们来说，知道这些故事是否重要？

我也时常会被人问："你有几个孩子?"直到今天，我仍不知如何回答这个问题。假如你只说了你那些还活着的孩子，请你不要觉得有负罪感。我知道我的儿子永远活在我的心中。这是我的人生故事，你的答案取决于你在那个时刻的情感。

‖ 踏脚石 ‖

梳理清楚你的故事，然后和人分享

以下练习能够帮助你展开、调整和讲述你的故事。

- **整理出一句话来讲述你的孩子去世的事。句子要简明扼要和完整。**我的话是这样的："我的大儿子加勒特去世了。他醒来的时候发着高烧，第二天早上死于细菌性脑膜炎。这实在是一个令人难以接受的事实。"

- **你有否注意到，这几个句子就已经告诉了人家所需要知道的所有的事了？**这对那些想要知道但又不知如何询问的人来说，就比较简单明了。用直截了当的话来回答，避免了人家再想提问的尴尬。

- **最后两句"这实在是一个令人难以接受的事实"和"我正在调整自己"也很重要。**因为这两句话给了他们说他们要说的话的机会，却又不至于犹豫不决。他们现在可以说："很抱歉听到这个消息，真是难以接受这个事实。"这不是为了保护他们或者说为他们的感情负责，这是为了保护你自己，保护你的情绪状态。你是有备而来的。

· 继续这样的谈话，直到谈话变得流畅。

· 随着时间的推移，要听你故事的需求也会逐渐减少，那时，你就只需要讲给那些靠近你生活的人去听，还有就是那些已获得你信任的人。

‖ 踏脚石 ‖

完整句子

这个练习能帮助你学会谈论你的孩子。因为悲痛的过程往往超出你的承受能力，所以这个整理完整句子的练习，是为那些要探索自己的记忆和感情的人设计的。

找一个安静舒适的地方，只有你一人。假如你喜欢，也可选择到风景优美的户外，或者就在你感到安全的卧室里。然后，写下每一句话的开头，把它们记在你的日记里，再重新思考一下。闭上你的眼睛，用你的感受去展示你想怎样用文字来写出你的句子。以这样的方式来完成你工作手册中的句子。

- 我的孩子最令我想念的事是……

- 一天中最难受的是……

- 当我对自己身体的感觉关注的时候，我感到悲愤……

- 我感到愤怒……

- 我最大的、没有答案的问题是……

- 给我最大安慰的人和事是……

- 我担心……

- 我的孩子给我的最美好的记忆是……

当你完成了这些句子后，把它们拿来和你的亲友与心理治疗师分享。你越早和他们讲，你的身体、思想和精神就越早地接受事实并得到医治。

他人之言

对一个失去孩子的人来说，没有一句安慰之语是妥帖的。只有语言中的善意，才能使他人的大爱散发出来。

请体谅你的有些朋友会讲错话，这是一件很重要的事。他们会说一些这样的话："加勒特现在去了一个更美好的地方。"你会在心里问道："什么？你怎么能说这样的话？我的孩子要去的最美好的地方，是我的怀抱中！"

有人会说："为何我们不去看一场有趣的电影，你现在需要开心地笑一笑。"然而，你会想："笑一笑？这是我现在最不可能做到的事了。你理解吗？我现在唯一能感受到的情绪只有哀伤。"

他们会说:"你儿子现在正和天使在一起。"你会想:"他现在不应该和天使在一起,他是一个英俊的孩子,他的生命还长着呢!"

也有人会说:"上帝不会给你承受不了的担子。"你会说:"那就让我去死吧,因为我真的无法承受我的孩子去世这个事实。"

有些人什么也不说,但以后他们会告诉你:"是啊,我不想提起这件事,因为我不想老是提醒你。"这时你会想:"你真的想让我把这件事扔到脑后?我的孩子的去世渗透到我每一个细胞、每一丝思念、每一次呼吸里。一天二十四小时,没有一刻能够让我忘怀。"

不,你从不忘怀,你过不了这一关,只是你现在要学习与它共存。

此刻,你不可能想象最终还能重建生活,包括快乐。但是,现在你要鼓起勇气去应对每一天,面对每一个人。有时候你只能给自己带上一个"一切安好"的面罩。

我知道你现在一定有了自己的评论。我是从一开始就有的。别人总是摆出"医治你"的姿态,但是,他们真的没有一句话可以医治你。

那么你如何以平静之心去听他人之言呢？

你必须把你的怒气抛到一边，更多地去注意别人说话的动机，他们不愿意看到你受苦。他们的动机是想"医治"你，让你感觉好一点。当然，这也是出于他们对你的爱。

你最好的回答是："谢谢你们！"最好不要去改变他们和教导他们。要知道，他们也正在挣扎着去寻找一些话来安慰你。如果这时拥抱一下他们，你的感觉会很好，而对他们来说，他们也知道，在这个悲痛时刻没有什么适宜的话可说，他们所做的是对的。

也许，有些朋友会疏离于你的生活，这里面有很多的原因。他们怕说错了话，使你伤心。他们怕在你的周围显露出快乐的样子，因为他们不能想象你还会重新"承受"欢乐。

你有时会觉得不想听到你的朋友谈论他们的子女。当他们谈论时，你又回到了自己深深的哀伤之中，有时你甚至觉得愤怒，因为他们有子女，而你没有了。这样的情绪可以持续好多年，我就是这样。所以只有接受事实，让这种情绪渐渐从你的身上消逝，才能让悲愤最后烟消云散。

请不要去评判别人，以及批评他们所说的话。在你身上发生的事，对他们来说，已经是一场噩梦了。此刻，我知道你还没意识到，但将来，你一定会知道他们敬佩你在这条路上走下去的毅力，你就是灯塔上放射出来的光。当他们有什么不幸事件发生时，你会成为他们的知心朋友。其实，没有一个人能够避免不幸事件发生在自己身上，真的没有，这正是活在这个星球上的每一个人都要经历的一个部分。

‖踏脚石‖

当别人说错了话

请准备好，这是会发生的事，你会听到别人说很多不恰当的话。请记住为什么他们说这些话，他们想要做的是什么，这样会使你觉得好过一点。但假如他们说出了非常不妥当的话，请做到以下几点：

· **很简单，做一个深呼吸**，想一下他们的动机是要帮助你，而不是伤害你。

· **让爱的感觉替代尴尬的氛围。**如果你觉得这很难做到，那就来个换位思考：想一想假如他们失去了亲人，你会如何？

· **对他人之言，不管如何，回答说："谢谢你们。"**要知道，现在不是斟酌人际关系的时候，也不适于给别人纠错。

· **拥抱能使身体接触，也是深深地表示理解。**假如你有冲动，就给对方一个拥抱。

· **再说一遍，深呼吸。**

首先要照顾好自己

　　"当你心中有巨大的爱，你才能去医治整个星球，但现在让我们用这爱来医治自己。"

　　——路易丝·L.海伊（Louise L. Hay），《你可以医治你的生活》（*You Can Heal Your Life*）的作者

　　加勒特去世后的几天之内，我的体重一下子就掉了十二磅①，由于缺少睡眠，我筋疲力尽，眼窝下陷，既吃不下，也睡不着。但我又固执地拒绝吃药来帮助睡眠。

　　我在加勒特去世后的第二天昏了过去，我意识到，自前

---

　　①　1磅＝0.453 6千克。

一天起，我就没有进食。

当你经历一个可怕的震惊后，你的身体开始反抗了。你要么变得像疯了一样厌食，要么相反，以大量进食来安慰自己。

你也许会喝很多酒，或者去依赖药物。

你不能做日常的事情，要么根本无法睡觉，要么沉睡不醒。

在哀伤的暴风雨中，你去寻求谁的帮助呢？这时，你就要使用你的"生命线"列表了。

加勒特去世后，我童年时的好朋友，葆拉（Paula）从旧金山飞过来陪我。她有一种安宁的特质，我确实可以依靠她。自童年起，她就一直是我生活中忠实的朋友。我们一起演过戏，名叫《与人共处》（*Up With People*），为此我们去过世界很多地方。能够拥有一位有共同经历的朋友是一件十分令人欣慰和鼓舞的事，它把你们永远地联结在一起。

葆拉是一位护士。她一来到我这里，就意识到我需要什么。因为那时连医生也不能确诊加勒特是为什么而死的，我们必须二十四小时不间断地被观察是否有任何不正常的症状。

葆拉检测我们的饮食、睡眠，并管理了所有预防性药品。

我清楚地记得，我在半夜醒来，孩子们围绕着我们，睡在睡袋里。这时，葆拉打着手电筒，检查熟睡中的孩子们，看看他们是否发烧，或者皮肤上有没有疹斑。

直到今天，我想起这些事时，还忍不住想流泪。因为她真是在黑夜里守护我们的天使啊。她守护着我们，让我们在恐惧时感到安全。

这就是有最好的朋友在身边呵护你的重要性。你已经被无法想象的痛苦摧残得痛不欲生、苦不堪言，你的朋友却在那里保护着你。

身体上的健康，以及有足够的营养，是康复的重要一环。而我们往往忽略了这一点，因为我们的思想全被故去的孩子占据了。我们不仅仅忘了吃饭，忘了洗澡，忘了吃药和维生素，甚至忘了梳头和刷牙！

我真是很幸运，我有一位朋友带着我去锻炼身体。加勒特去世后才一个星期，兰迪（Randi）就来见我，要我和她一起去健身房锻炼身体。我都不知道我怎么会答应她的。我戴了一副墨镜，因为泪水还含在眼眶中。

我说："兰迪，我实在不知道我能不能去。"

"这正是为什么我来这里带你去。"她回答说。

我们一起锻炼了一小时。对我来说，这一小时的锻炼，其价值就在于证明，在锻炼的时候，我的心神放松了。我感到没那么虚弱了，眼泪也不流了。假如没有我的朋友来促使我走出去，我自己是不可能做到这一点的。

走出去，去寻找你认识的人，让他们来帮助、照顾你。

在你康复的过程中，有时候，药物也是需要的。当然，营养的选择，如中草药、茶，以及健康的饮食，都能帮助你在心理上感觉好一点。

请向医生咨询一些对你适用的方法。请注意：身体内部的免疫机制受哀伤情绪的影响最大。研究报告已经显示，经历过一次悲痛的创伤，身体的免疫机制所受的伤害在几个月甚至几年内都无法恢复过来。

请花点时间思考一下健康的重要性。以下的"踏脚石"会帮助你关注自身的免疫系统和身体的保养。

‖踏脚石‖

自我保护

悲恸阶段，你的食欲、睡眠以及身体健康都会受到极大的影响。一般来说，你要耐心地去应对这些变化。但是，有一点很重要：你必须注意它们对你日常生活所造成的影响。你要每天做一个记录，以便观察以下几个趋势和它们的详细状况。

- **饮食是你保持健康的关键，尤其当你由于过度哀伤而使免疫力下降的时候。** 因为哀伤，你的大脑就不能发出正确的指令，来指导你什么时候该吃、什么时候不该吃。我自己就有好几天没有进食，但从不觉得饿。相反的现象也可能发生，你感到必须不断地吃东西才能缓解自己。

- **在你的日记或工作手册里记下你喜欢吃的食物，** 这些食物应该是当你完全没有胃口时，你还是可以下咽的。把一些健康的食物如蔬菜和水果，放在你的身边。当时我在开始的时候，选择喝打碎的、有营养的蔬菜果汁。我知道这样做可以让我从早晨开始就有足够的营养。如果你觉得你吃得不够多，就应该去买一点蔬菜水果打碎成流食来喝，因为这种流食比较容易入口。这样的工作，应该交给那些来帮助你准备食物的人去处理。

- **在你的日记或工作手册上，还要记录你的睡眠状况。** 请努力使你的睡眠有规律。有规律的睡眠是保持精神健康、身体强壮的关键。假如你失眠，就采用我们在后面的练习中所讨论的药物治疗和放松治疗的方法。假如你的睡眠真的是断断续续的，并且不断被噩梦所困扰，那你应该去找医生，让医生给你药物和自然睡眠的帮助。能够得到良好的休息，是你康复的关键。

- **用自身神经系统的反应机制为你的身体加油。** 不！你不能从药房买来的药中找到这种物质，但能从自己的身体里分泌出来。你要每天锻炼身体，哪怕是就在住家的附近走上几圈也好。要在你的日记或工作手册中记下来，每天一定要走路。运动会在脑子里释放"感觉良好"的内啡肽。这对你的康复也是很重要的。户外活动、感受大自然、晒太阳都能帮助疗伤。

- **也可以考虑其他疗愈方法，如瑜伽或者跳踢踏舞。**

- **每周至少做一次放松身体的运动。**按摩、洗热水澡、做面膜、修指甲等，甚至还可用全身涂护肤油的方法去保护和爱惜你的皮肤，使得爱你的另一半也觉得你有力量，同时这也能帮助你的配偶疗伤。

- **使用颜色疗法。**穿黄色和蓝色的衣服，或者任何你喜欢的颜色，让你自我感觉良好。即使是还在哀悼的阶段，也要避免老穿黑色的服装。黄色的衣服会使你显得精神；蓝色比较轻松；绿色充满生气，也比较自然，紫色能让人平和；白色则带来平衡和谐。

- **让他人知道你的需要。**请朋友和你一起散步，一起喝茶，或者就听听你说话。要知道，你的朋友一定是希望帮助你的。

- **假如你觉得有实在不能控制的感情和习惯，请尽快和医生联系。**约好时间去看医生。你的医生一定会了解你的睡眠和饮食状况，帮助你渡过这个哀伤的难关。这时，你需要彻底地诚实，假如你有酗酒、药物滥用或者暴饮暴食的行为，要让医生知道真实情况。

哀伤疗愈的第一步就是：照顾好自己。

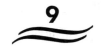

回忆的列表

回忆不是我们所爱的人的形体回来。它们是我们所爱的人的灵魂来看望我们。

——马克·内波（Mark Nepo），《觉醒之书》（*The Book of Awakening*）的作者

加勒特去世的那一夜，我筋疲力尽，躺在沙发上，闭上了眼睛。我把自己封闭起来，整个身子蜷缩成一团，躲在哀伤的蛹茧里。在那悲哀的一天，我只听到那些来帮助我们的人轻轻说话的嗡嗡声。

就在这时，我的脑子却突然活跃起来，虽然仍处于震惊状态，我被一些早已忘却的记忆，一幕一幕地唤醒。我脑子

里的那个"放映机"，不停地、像列表似地"放映"着加勒特一生中的事情。我看到他是个婴儿，在一个闪亮的黄铜橱柜前爬着，好奇地看着自己在黄铜反光里的形象。我可以在我脑子里听到他第一次学说话的声音。他的第一句"猫咪"从他的嘴唇里快乐地吐出来。

然后我看到他开起玩具汽车，一边尖叫，一边"穿梭"在"街道"上。我听到他叫"妈妈"，但这一次是他十六岁时的声音，回荡在大厅里。我看到那天晚上，他在去学校之前给朱莉安(Julianne)读书，就是在短短的几个月前呀。

从前，这些回忆带给我快乐，但现在对我是折磨，因为现在，我只能在这些回忆上补加丧失的含义。它们不停地在我的脑子里旋转，它们从何而来呢？每一秒，都有一个新的回忆从我的脑海里涌现出来，都是些我以为已经忘记了很久的事。它们在我脑海里一次又一次涌出，我想制止它们，但停不下来。

那天晚上，我终于真正认识到了，我的脑子就像一个巨大的电脑存储器，所有的思想、记忆都储存在里面，没有一样东西，真的是没有一样东西，被忘了储存。

我把这些现象和其他的丧子父母谈起过，他们大多数人都有过同样的反应。

人的脑子真的是不会忘记的。脑子里的能量一直在工作。失去加勒特的震惊，如同在地震后把以前的废墟复原。忘却的记忆也是如此，它们仍然存在，加勒特和我在一起生活的每一刻，看似久远，却在哀伤中重现。

起先，过度地回忆成了我生活的一部分，如同呼吸一样。我有时故意把它们抛诸脑后，以便让我可以回答别人的问题，继续我们的交谈。但即使是这样，我的朋友还是注意到了，当我的眼神变得茫然时，他们知道，我又在回忆了。

几个月后，过度回忆有所好转，这需要时间，要宽容自己，要知道这是阶段性的。有时看来，你似乎失去了理智和工作能力，而这正是哀伤过程的一部分。

请开始把你的记忆重新建构起来。当你这样做了以后，再来看看你的感觉如何。快乐的回忆是不是反而使你感得哀伤？若是这样，挥去你的哀伤，重新启动回忆，只让那些记忆的快乐留下。

你开始学习庆祝你和孩子们在一起的时间。那些珍贵的记忆，也只有你拥有。然而，这些记忆会让你和你的孩子形成一个新的关系，这种关系将要贯穿你的余生。

当这些记忆在你的脑海里涌现出来时，你的孩子的灵魂正来探望你的心灵，这使你平静下来。

我读过作家约翰·阿萨拉夫（John Assaraf）写的《答案》（*The Answer*），这本书讲的是一位测谎仪专家克莱夫·巴克斯特（Cleve Backster）所做的一系列实验。他从测试对象的口中取出白细胞，然后放到化学试管里，其中一位测试对象是第二次世界大战中的海军炮手——一名退伍军人。

巴克斯特把在试管里培养的白细胞送到 7 英里①外的一个地方。这些细胞被拿来和一台测谎仪连在一起。在 7 英里外，测谎员把一部日本偷袭珍珠港的第二次世界大战电影放给退伍军人看，电影中有一个海军炮兵射击敌人飞机的特写镜头，虽然那位退伍军人的脸部没有表情，但远在 7 英里外的白细胞却使得测谎仪上的指针乱跳。细胞居然能反映 7 英里外人的情感！是什么样的能量连接这位退伍军人和他的白细胞，真是无人能解释。

我的天啊！你能理解这对一位失去孩子的母亲意味着什么吗？我们还是彼此相连着的啊！他是从我身上的一个细胞派生出来的，虽然我们身体分开了，但没有人能把我们的爱和

---

① 1 英里＝1.609 344 公里。

能量分开呀！没有人，也不可能！

爱创造了联结，因为爱也是一种能量。我的朋友梅丽莎·吉尔伯特是被领养的。她说，当一对父母决定要领养孩子时，在孩子和父母之间就有了一种很深的特殊联结。这种联结产生了强烈的爱的行动，它把所选择的孩子放入父母的心里和关爱中。

当你开始重新生活，便会在生活中产生新的记忆和新的故事，那个不停折磨你的"播放表"开始平息下来。它们被存进你大脑中的"档案馆"里，只有当你需要时，你才把它们取出来使用。现在，你要把每一天的焦点，集中在当下生活的需求上，以及怎样去达到这个目标上，而不应该把注意力集中在死亡上。

只有让你的思想平静下来，你才能找到内心的宁静。虽然此时此刻似乎是不太可能的，但你必须一步一步地去找到它。尝试着做一个一分钟冥想，或者祈祷。假如你对自己的信念还在犹豫不决，那就用几分钟做一个"安静时刻"也可以。我们会在另一章里讨论如何解决你的困扰。

最关键的是不要期待冥想和祈祷会很快改变什么，但坚持这样做，最终会带给你所需要的一切。

闭上你的眼睛，把注意力集中在呼吸上。听你自己呼吸是一件很难的事。思潮会向你涌来，然而，请把那些思潮包进云里，把它们从呼吸中吹走好了。

　　不断地这样做，就仿佛是把你的某些思绪从"电脑存储器"中清除掉，你只要试着把那些记忆整理存档，到需要的时候再去找它们，你不能再让这些记忆来干扰你。

　　先从一分钟开始，然后延长到五分钟。

　　虽然看上去很困难，但这些步骤都很重要，因为你还有漫长的岁月要生活下去。你唯一的选择是：向前走，一天接着一天。

‖踏脚石‖

平静你的脑海

对于那个无限记忆"播放表"对你的折磨，有很多方法可以解决。首先你要认识到这是很正常的事，其次，这也是你的大脑对外界发生的事件的处理。请考虑用下列技巧来使你的脑海平静下来。

- **学习坐在那里冥想。冥想**能使你的脑子和身体平静下来。从闭上眼睛和注意呼吸开始。假如有一丝思绪浮上来，就对自己说，"一丝思绪"，然后立即想象着把它包进一朵云里，用呼吸把它吹走。然后重新注意呼吸。起先，你会觉得这样做很困难，因为关于你的孩子的思绪会不停地涌上来。三分钟后，你开始能控制住那些胡思乱想了。

- **当你觉得困倦、昏昏欲睡时，放一些安静的音乐。把注意力集中到音乐上去，这可以帮助你清除不少杂念，使你的大脑清静下来。**假如音乐会打扰身边的人，可以考虑使用耳机。

- **做一些需要动脑子的事情**，比如阅读一本书，或者在手机或平板电脑上玩"与朋友对话"这样的游戏，或者去看一场电影。

- **体力运动可以帮助你把大脑的活动调整到最佳状态。**那些需要团队一起参加的体育活动是最好的。当然也可试试打网球、篮球、高尔夫球，甚至到健身房里去上几堂课。

- **重新定格你的记忆。**当你想起已经去世的孩子或当你觉得哀伤时，尝试一下把那些使你哀伤的记忆删除掉。你把记忆图像化，做一下深呼吸，想象一下愁云围绕着那些记忆，你把那些愁云吹散，然后，重新回忆一下，只留下一些美好的记忆。

10

恐惧和怨恨之言

"死亡不是失败，悲恸也不是软弱的表现。"

——伊丽莎白·库布勒-罗斯和大卫·凯斯勒（David
Kessler），《论哀伤和哀伤过程》(On Grief and Grieving)
的作者

在我儿子去世后的几个星期内，我注意到有另外一个声
音盘踞在我的脑海里。那是一个恐怖的声音。我开始对家人
去哪儿、他们的健康状况等提心吊胆，我总是感到焦虑，生
怕他们随时会从我身边消失。

我也开始形成了一个习惯，即每当有人出门，我会说"平
安回家啊！"或者说"照顾好自己！"。说这些话，似乎会给他们

包上一个安全网罩。

这些思绪老是在我脑海里打转，每天折磨着我。哀伤心理咨询师把这种情况说成是"魔术思绪"（magical thinking），那是哀伤的一个部分。我无法摆脱那些过度焦虑的行为，我真的很担心我会失去理智，但又不想告诉别人，我觉得那太丢人了。

每一次，只要我的孩子们不在我的眼前，我就觉得惊慌。有时我会开车到他们去的地方，如学校、烘焙聚会或者操场，就是为了看一眼，确定他们是安全的，他们还活着。

我会在半夜里醒来，查看孩子们的呼吸，真的就是查看他们的呼吸！我在黑暗中紧盯着他们，又不想惊醒他们。假如实在是太暗，我会用手轻轻地触摸他们，确认他们还能动。

当他们在学校时，我会担心：我有没有提醒他们在吃东西之前洗手？有没有提醒他们远离那些正在咳嗽的孩子？有没有告诉他们万一被食物哽住该怎么做？

我被这些过度的担忧折磨得不可开交。有时，我会做些莫名其妙的事，因为我脑子里老是想着我失去的儿子。

我会去整理家里放浴巾的壁橱、放杯盘的橱柜，整理我们家的车库。有个晚上，我睡不着觉，干脆整理了书房里的五百多本书！我擦干净每一块搁板、每一本书，然后把它们按照题材和作者一本本整理好。我们家的书房也许成了我们所住的整个西湖区里唯一的一个把书按照"杜威十进制图书分类法（Dewey Decimal System）"来排列的房间。

这些都是在我尝试自我疗愈之后所做的事。最后，我还是鼓起勇气，告诉梅丽莎我正在挣扎。她鼓励我约个时间去见她的心理治疗师。

接受治疗后，我才知道我得了"创伤后应激障碍"。我们经常听到这类病症发生在经历过战争的退役军人身上，但是它也可以出现在我们这些失去孩子的父母身上。

治疗它的一个好方法是开始认识自己的愤怒，特别是当你的孩子死得冤屈，或是被他人所害时。

我就曾经被一些"不是一个合格的母亲"的情绪纠缠过。我会毫无理由地去想：假如我是一个合格的母亲，他就不应该死。这就是所谓哀伤过程中的"讨价还价"。

我的儿子在圣诞节前的一个周六的早上醒来，那时他发着高烧，上午 11 点，我带他去看医生，医生诊断他得了 A 型流感。

医生嘱咐："多喝水，吃退烧药，把体温降下来。"他说：

"他过几天会好的。"

到了半夜，我打电话给医生，说加勒特头痛得厉害。医生说："流感就是这样的，只要把他的体温降下来就好，还有就是别让他脱水。"

我听信了医生。

我吻了加勒特，和他说"晚安"，就在那天半夜里的某一刻，他的心脏停止了跳动。

第二天早上，我去他的房间，想要叫醒他，发现他已经死了。

听到这个消息，医生也感到很震惊，他没想到没有诊断出来的细菌性脑膜炎这么厉害，袭击了加勒特的全身，二十四小时之内把他杀死了。

我是不是可以去法庭告医生误诊？也许。但这能改变我所经历的磨难吗？不能。假如你选择走起诉医生误诊这条路的话，我建议你仔细考虑一下诉讼将会带来的煎熬和后果，这一切将会是一件极其艰难的事。

假如起诉医生误诊是你唯一可做的事，并要以此来减轻医药费用的负担的话，那么请你一定要先跟一位律师和一位理财师商量一下。

这是你个人的选择，但无论你做什么样的决定，请先征询一下你的亲友的意见，取得他们对你的支持。你现在比以前任何时候都更需要爱护和支持。

有一种说法："假如你害怕，你不会有信仰。"我无法确定一位正在哀伤中的父母是否会相信这话。然而信仰是我唯一还可以抓得住的东西，即使恐惧总是把我的双脚拴住，信仰依然还能让我每天早上起床。

"恐惧是在你的脑子里制造出来的。"

——琼·博里森科博士(Joan Z. Borysenko Ph. D)，《还不是世界的末日——在世变中培育坚毅精神》(It's not the End of the World，Developing Resilience in Times of Change)的作者。

当你为失去的孩子而哀伤时，你的脑子不能正常运作。你可以有世上最坚定的信仰，但是在悲剧发生的初期，没有任何事能带给你平安。

至少，我是这样感觉的。

我的恐惧延伸到我的家人，我注意到，有一天我的女儿问我："妈妈，用什么方法可以消除我心中的恐惧？"

当我能去分享我的思想、情感和疗愈方法时，我的恐惧开始化解，我们一起解决问题，直到最后我放弃了那些习惯性和过度焦虑的行为。

我学着用爱护自己来取代恐惧。我发现我可以去做很多有益的事，我可以在更合适的时间里去做这些事，完全没有必要整夜不睡，来整理我家的书房。

我加入了一个制作陶器的工作室，开始在碗上、盆上和盘上画图着色。这个活动使我走出家门，也成为我摆脱整天呆在家里整理东西的一种过渡。

然后，我也开始和我的孩子们在放学后互动。我们在工作室里共度下午，我和他们在一张桌上画画、讲话，一起寻找艺术灵感。

现在，我的孩子们会告诉我，那些共度的下午对他们来说是多么的有意义。他们管它叫"放松时刻"。正是那些一起度过的下午，激发了特雷弗（Trevor）对艺术的热情。

琼·博里森科在《注意身体，修复精神》（*Minding the Body，Mending the Mind*）一书中说到"压力巨大"。是的，当你面对一场可怕的悲剧时，真的压力巨大。这时，乐观和积极的态度都不起作用。而能起作用的，就只有找到一个方法，把压力化解到一些相对可以胜任的活动中去。

假如你感到恐惧，请不要对自己太严苛，但对自己和对别人都要坦白承认你感到恐惧。

请跟别人去谈论，在必要时寻求帮助。可以开诚布公地说出来，你就不会因为哀伤而感到羞愧。对于你自己是否理智，你无法做出判断，因为你正陷在一场悲恸的暴风雨中。

‖ 踏脚石 ‖

承认恐惧和过度焦虑行为

在你失去孩子之后，你的行为和观察能力都会随之而变。有时，你可以自己应对，但有时候你需要专业人员的帮助。

我建议你在哀伤的过程中寻找一位治疗师，把他作为你哀伤治疗中安全可信的依靠。在他那里，你可以诉说心中的一切，而不必担心被人评判。假如你的保险公司不支付这类治疗费用，而你又觉得承担这笔钱有困难，那么请向医生和朋友们打听，看看他们是否可以帮助你，在你的社区里找一些免费的互助团体。

- **在你的日记或工作手册里，记下自你的孩子去世后出现的所有的新行为和新习惯。**一定要完全坦诚和公开。

- **找一位你可以信得过的人来聊聊你的行为。**让他们来帮助你决定，哪些行为是有害的，哪些行为是积极的。假如，有些行为搅乱了你的生活品质（如失眠、给自己打一针肾上腺素等），那么这样的行为就是有害的。举个例子，半夜起来整理书架上的书，就不是一个合适的选择，这只会使我筋疲力尽。然而，在白天打理我的花园，那就是有益的活动。

- 认识到恐惧和过度焦虑的行为是哀伤过程中的一个部分。在大多数情况下，它们会过去的，但寻求帮助可以加快速度。

- 请用时间有限的新的任务来取代过度焦虑的行为，这会使你走出家门，去与别人交往。

- 冥想是另一种途径，它可以帮助你安静下来，并驱除恐惧。起初，当我静坐或祈祷时，我只会流泪。我开始从坐一两分钟起，然后十分钟，二十分钟。静坐时音乐很有帮助，可以尝试一下，请你一定要坚持。

- 认识到自己怨恨的情绪。对哀伤的人来说，这是很自然的。但是这种情绪会发展到愤怒，甚至报复。寻找一个能帮助你的人来讨论一下这样的情绪。

- 假如你准备要起诉某人，最好先和律师与理财师商量一下。另外，你也要和你的心理治疗师或者可靠的朋友讨论一下法律诉讼对情绪造成的影响。

- 假如你的行为变得具有危害性了，你必须寻求专业人员的帮助。如：饮酒过度，药物滥用，过度饮食，或者有自残行为等。请求你最好的朋友，或者是你绝对信任的人，帮助你去寻找可靠和正确的方法。

11

婚姻，人际关系及悲痛

> "悲恸无法分享。每个人各以自己的方法独自扛着，独自承担。"
>
> ——安·莫罗·林德伯格（Ann Morrow Lindbergh），《挚爱》（*Dearly Beloved*）的作者

围绕着孩子的去世，最受挑战的人际关系是创造了这个孩子的那两人的共同体。

我知道这一点，因为我们的情况便是如此。从表面上看，我和我丈夫在处理我们儿子的死亡时表现得得体和优雅，但在内心里，我们被撕成两半。随着我们所爱的儿子去世，在我们之间死去的还有我们的爱情。

对一个人来说，挣扎着度过悲恸的时光已经够辛苦的了，但当你还要在心里腾出空间来照顾你另一半的情感时，那简直是太难了。从前，我和大卫的记忆以及故事，都是围绕着我们两人共同生活的纪录。现在，我们的生活纪录还附带着我们人生最大的悲剧。

我们一起悼念，但更多的时候，我们各自分开悼念。这样的分开是有害的，假如你不及时去解决，最终只会引起相互怨恨。

举一个例子。大卫下班后高兴地回到家里，但那时我正因想起失去加勒特而哀伤，我会对大卫的高兴表示不满，他当然也会对我在他高兴时泼冷水而备感沮丧。

同样的，假如我很高兴，但他正在悲伤，一堵墙马上就会在我俩之间竖起，这时，相爱和互动都不能把这堵由哀伤之石所砌的墙推倒。

在深深的绝望之中，你不可能还能给予他人安慰。当你的配偶高兴时，你会感到愤怒，或者悲哀，相反也是一样。因此，我得到的支持更多地来自朋友和家人，因为女人往往比男人更愿意向外求助。

我的丈夫在加勒特去世一星期后就回去工作了。我听说在他工作的地方很多人来安慰他，他回答说："哦，谢谢，我还好，这样的事是会发生的。"

其实，他不是"还好"，他只是想要显得有勇气，并且也是为了保持家庭的经济收入，使家庭凝聚在一起。他想回避这个不可改变的事实，他有一颗破碎的心，因为他失去了他的长子。

从外表上看，他带着有正常表情的面具，而在内心，他有无可治愈的创伤。在很长的时间里，他被黑暗深深地笼罩。实际上，他一直在寻找不让自己去伤心的方法。

这对于夫妻两人来说都是有破坏性的。要认识到，你们两人作为夫妻是家庭的核心，这一点至关重要。你们两人是把家庭凝聚在一起的伙伴，假如你还有其他孩子，他们很需要你们两人的齐心协力。

你们也许会感到你们之间的关系名存实亡，好像没有一件事是合拍的；或者感到所有的事都被愁云蒙上，而只是等着下一件糟糕事情的发生。这很自然，父母失去了自己的孩子，这是他们感到最脆弱的时候。

很重要的一点是，你们一定要彼此相爱、彼此善待，齐心协力地做出你们的承诺。你们一定要彼此承诺，每个人要独立地去医治自己的悲痛。

我们把孩子带到世间，现在这个世界正在瓦解，千疮百孔。这时是很难和你的配偶交流的，这也就是为什么有时候必须请专业人士和信得过的朋友来一起商量的原因。

"责怪"是丧子哀伤的一个正常的部分。你总是想为你的孩子的死找到一个理由，或者一个合理的说法。这正是"哀伤五阶段"中的一个部分，即"讨价还价"的阶段。在现实中，对年轻人的死亡，从来就没有一个合理的解释。

假如你发现，你在责怪你的配偶，那么，你必须尽快地去寻求专业人员的帮助。因为没有专业治疗师、心理咨询师或者一个理解哀伤过程的团体的帮助，你几乎不太有可能渡过这暴风雨般的难关。

不要总是期待你的配偶会安慰你，他/她连自己都顾不上了。一位中立的第三者，若你感到是可靠的，应该是谈论哀伤的最佳人选。你需要从朋友、家人、专业心理咨询师和像"善爱之友"那样的团体中去寻求帮助。（请见这一章最后的"踏脚石"）

夫妻也许可以分别在同事和朋友中寻找慰藉。但是也要注意，因为有时候，这种关系会发展为超出一般的朋友关系，便会产生夫妻间的不忠。如果是这样的话，你看上去好像走出了黑暗，赢得了一时的快乐，但实际上在悲恸的过程中又加上了一个新的层面的哀伤，那就是罪恶感。这时，一定要尽快寻求专业人员的帮助。

有些人在他们失去孩子后说，他们的婚姻也失去了爱情。

真相是，你并没有失去别人对你的爱，只是由于你深深地沉浸于哀伤的情感之中，你不能集中注意力去感受你们之间的爱情。

在你的孩子死去以前，你们之间的关系如何？假如是坚实的、相爱的、紧密的，那么这一切都可以重新回来。尽管这也需要时间，需要互相关怀，甚至有时候需要专业人员的帮助。假如在你的孩子去世之前，你们之间的关系已经很紧张，那么就更迫切地需要专业人士的咨询和帮助。

当过了一段时间，就需要考虑恢复夫妻间的性生活。有时候，这会变成一种挑战，因为在这时，性生活也许是你脑子里排在很后面的事。但要知道，这的确是可以给你自己和你配偶的一份礼物。

有时候，你觉得好像是在启动一个没有电的电池，但是经过一段时间的培育，你会发现这给你带来了最大的回报，因为触发"感觉愉悦"的激素是对你精神的最好激励。照顾好你身体上的需要极为重要，而性生活正是其中的一部分。

让我们来看看几个"踏脚石"，进而寻找能把你们之间的关系变得亲密的"黏合剂"，使你们互助和互爱。如果在你们之间，由于哀伤而产生怨恨、分离和互责的话，你们需要咨询有执照和擅长丧子父母哀伤疗愈的心理治疗师。

我的心理治疗师在我的治疗过程中所起的作用，实在是不能低估的。她引导我走过了整个哀伤过程，作为一个受过专业训练的心理治疗师，她对我的帮助，的确是朋友和家人都做不到的。

请记住：这个男人或女人，是你最爱的配偶，他/她将陪伴你一生。你们已经失去了一个可爱的孩子，千万别再让你们的婚姻也随之而去。请用一切可能的爱去培育你们之间的感情，你得到的报酬是：每当你想到自己失去一切的时候，你会感到你们的夫妻关系变得异常稳固。

‖ 踏脚石 ‖

重新相爱，结成一对

亲爱的，我在这里等你。

当你爱上一个人时，你可以奉献的最好的东西是你的陪伴。假如你不在身边，又怎么去爱呢？

——释一行禅师(Thich Nhat Hanh)，禅宗佛教僧侣，智者，作家

"夫妻训练"是你在失去孩子不久必须要做的事，这是特殊的一步，它能帮你建立稳固的夫妻关系。请和你的配偶沟通，了解他/她是怎样应对生活的，在哀伤疗愈的过程中又得到了什么样的支持。

- **分享你的感受。**在一个轻松的环境里坐下，开诚布公地谈一谈你的感受。假如你觉得这样做很困难，那么请一位有执照的心理治疗师来观察你们的谈话。

- **讨论一下你目前的求助系统，根据你的"生命线"列表**

来寻找帮助。找出你们俩都熟悉和信任的朋友，让他们在这段时间里为你们提供感情上的支持。此时没有时间来考虑保护隐私。

· **保持和发展一种健康的友谊和挚友关系。**选择你所信任的朋友至关重要（最好是同性别的）。然而，清楚地了解你们的关系是怎样发展起来的以及帮助是如何得来的尤其重要。因为这样的了解可以防范陷入外遇以及产生不良习惯。

· **你所信任的人，可以成为你情感上的支持者。**因为你的配偶要在你哀伤时帮助你，同时，他/她还要应对自己的哀伤过程。

· **请认识到，当你的配偶心情愉快，你却正感到难过，或者是反过来时，都会引起对方的怨恨。**其实，这很正常，而这正是为什么我们有时需要一个夫妻关系外的"出气口"来释放。

‖ 踏脚石 ‖

腾出时间来待在一起

你们的日程表将变成你们在疗伤过程中的一个重要部分。

- **把有品质的时间和你的配偶分享。**建议考虑一个安静的晚餐约会，最好是在家里，时间最好是等孩子们都上床了之后。请务必事先准备一下，环境要安静，情绪要轻松，但最主要的是：要确保这段时间是有效率的。

- **至于晚上外出，你一定要在情绪上有所准备。**这不应该是哀伤的时间。你也许觉得悲痛，但悲痛与否是你可以决定和控制的一件事。当你感到悲痛时，想一件有趣的事，让你自己笑起来。这正是如何控制哀伤的办法之一。

- **当你和你的配偶单独在一起时，用一点时间去反思。**想一想你配偶的感情、想法以及他/她所经历的每一天。那会让你更富有同理心，更开放和更好地去体会他/她的反应和需要。

‖踏脚石‖

愤怒的问题

· 愤怒是"哀伤五阶段"中的一个正常的阶段。

· 愤怒具有很强的破坏性，尤其是对你的配偶和孩子。

· 学会化解愤怒，要从了解这是一种哀伤反应着手。一旦意识到了，那么越早道歉越好。

· 学习用深呼吸的方法，防止用语言和肢体伤害任何人。

· 没有表现出来的愤怒，有时会引起很多表现出来的愤怒问题。假如你有愤怒的情绪，就要面对它，并且要和所信任的朋友或心理治疗师讨论。

· 如果你的愤怒情绪已到了不可控制的程度，你必须立即寻求专业人员的帮助。

12

哀伤和你的工作场所

"你生活中的任何一个挑战，都要求你展现出一个不同的你。"

——鲍勃·唐奈(Bob Donnell)，教练，《下一个阶段的成功》(*Next Level 4 Success*)的作者，一位失去女儿的父亲

在这一阶段的哀伤过程中，你不断地问自己，你从哪里寻找力量去工作。哀痛控制了你每一丝思绪、每一个行动，哪怕是做一件最简单的事你都会感到很困难。我们挣扎着去工作就意味着置身于哀伤的风暴之中。

回去工作的关键在于计划，先从小小的一步开始。假如

你有自己的生意，你就有一定的机动性。但假如你是为别人工作，那就很有必要和你的领导与经理商讨出一个有助于你恢复工作的最佳计划。

加勒特去世的时候，我丈夫正在筹拍一部叫《潜随猎手》（Silk Stalkings）的电视连续剧。那部连续剧每周都要播放，所以，大卫的工作节奏很快，既紧张又要求高。大卫在加勒特去世一周后，就回去工作了。他挣扎着，感到很困惑，时常写不出东西来。

在紧张的工作中，他很快就进入了"愤怒"阶段。他想迅速恢复到过去的日常生活状态，但生活已不再是过去的生活了，因为他失去了他的儿子，哀伤的迷雾占据了他的头脑。

工作是保持生活品质的一个必要部分，但是在现实中，在哀伤中工作确实很难。

每个人的应对机制都不相同，尤其是失去了孩子，难度就更大。让自己每天疲于奔命地工作，并以此来忘记悲痛，是很常见的一种现象。

从长期的观点来看，你的精力和体力是帮助你渡过难关和挑战的关键，所以照顾好自己就特别重要。很重要的一点，就是要对你每天的工作和责任有一个评估，考虑一下是否需要请一段时间的假，或减轻一些工作上的负担。

请跟你的配偶商量一下，什么时候回去工作，当然也要估计一下不去工作所面临的家庭经济状况。

工作的稳定性很重要，如果过早地回去工作，可能会影响你的工作效率和效能。假如你的工作具有很大的压力，很多事需要你去做决定，那就更具有风险性了。

如果你的孩子的去世，留下了一笔巨额医药费用负担，你可能觉得经济上的压力也很大。这时，你也许需要找一位理财师来商讨一下。

在哀悼期间，最好不要做重大决定，比如卖房、搬家或重新找工作。因为你需要时间来分析一下，丧子会给你的余生带来什么样的长远影响。

你已经面临着在你的生活中去做人生最大的调整，即在失去你可爱的孩子之后，要继续活下去。所以请你不要在这个时候再增加其他的改变，以致增加你调整过程中的负荷。如果这牵涉到经济问题，那么一定要和你信任的朋友商量，听听他们的意见。

千万不要以为你自己可以解决问题，这不是你自己解决问题的时候，正相反，这是需要请专家来帮助的时候。

在你的朋友中打听一下，有哪些专家是他们可以推荐给你并能帮助你的。你所参加的团体和社区服务中心都可以为你提供不错的建议。

最重要的一点是，你也许觉得在工作中没有效率，不能集中注意力，而且觉得工作毫无意义，这也是你会经历的。懂得这一点，寻求有效的支持和照顾，你的能力、注意力以及工作热情最终都可以恢复过来。

‖踏脚石‖

评估你的工作负荷和责任

- 在你的日记或工作手册里列一张表，把你生活中所有的工作和责任都写下来。考虑主要的方面，如职业、家庭和孩子。

- 分门别类地审视一下表中所包含的范围，并把你的责任用笔圈出来。这些责任是你在以后的几个月里必须要承担的。举个例子，你的工作单位正在跟进一个客户的项目，而这个项目是有时间限制的，那么，你就必须去完成，但其他一些项目，你应该尽早地和客户商量，以便把那些项目的期限放宽一下。

- 对你的经济负担做一个评估。如果需要的话，看看请多长时间的假，你的钱依然够用。

- 假如你的账单堆积起来让你觉得不胜烦恼，你应该去咨询理财师。医疗费用可能是一笔巨大的开销和债务，对你来说同时也可能是一个精神上的负担，所以应该寻求指导。

- **如果你的工作具有危险性，**或者需要经常出现在公众面前，在工作中别人还需要你专注认真，那么在你回去工作之前，你应该考虑对工作做一个全面评估。

- **列出可以让别人来分担的责任和工作，**至少让别人替代你几个星期。

- **你要和"生命线"列表上的朋友一起坐下来，商量一个可行的计划。**这个计划包括：他们如何来帮助你完成那些你在当下觉得不能完成的任务。这些任务可能包括：开车去学校接送孩子，修汽车，采购，洗衣和做饭等。也让这些朋友再去请其他人一起来帮助你。

- **请记住，人们是愿意出力帮助你的，**尤其是在你丧子的最初几个月内。因为帮你做事，也是他们向你自然表达哀悼的一种形式。

13

其他的孩子也在哭泣

在我们的社会里，很多时候，孩子是被遗忘的哀伤者。

——大卫·凯斯勒，《视野，旅行，以及拥挤的房间》(*Visions，Trips，and Crowded Rooms*)的作者

当你自己的生命活力已被失去孩子消耗殆尽时，你怎么能够去照顾你那些还活着的孩子？对我们这些失去孩子的父母来说，这就是每天早上起床后，我们要自问的一个问题，一个要去面对的悲剧。

这也是一个困难重重却无法回避的挑战。当你正在经历失去一个孩子的悲痛时，你的其他孩子也正在经历失去一个

兄弟或者姐妹的悲痛。如果他们感到在悲恸中同时失去了父母对他们的关爱，这足以使他们感到恐惧。

我儿子去世后的几小时内，我们家突然来了很多亲戚朋友，他们带来了食物和关爱。虽然这时我还是哀伤不已，但我总觉得要招待一下大家，虽然那看上去真的很不自然。我决定和每一位来访的人说话，感谢他们的到来，感谢他们把食物整齐地放在桌上，也感谢他们为别人端茶倒水。

但是我的孩子们在哪里呢？

现在回想起来，我记得我十二岁的儿子，特雷弗（Trevor）躲在他自己的房间里。我们的朋友布鲁斯·巴克林纳（Bruce Boxleitner），走进了特雷弗的房间，发现他在那里，独自一人，既害怕又悲伤。布鲁斯在特雷弗的房间里和他一起待了几个小时。

在那可怕的一天里，我都不曾记得我给过孩子们他们所需要的关爱。我确信他们一定觉得我在感情上抛弃了他们，因为我都不记得和他们谈论过哥哥是怎么去世的。我想我应该是跟他们说过的，但我真的像置身在云雾里，什么都不记得了。

我的两个年幼一点的孩子不可能懂得发生了什么，他们只是感到悲伤、恐惧、困惑。他们还不懂什么叫"死亡"。

过去，我们曾经有过几个小小的宠物追悼会，来"追悼"死去的金鱼、蜥蜴等小动物。我们用树枝做成一个小十字架，在孩子们把小动物埋葬的地方，放几块小石头。我们甚至还举行了一个仪式，说几句我们想念它们的话，希望它们能去宠物们的天堂。

但这一次是不同的，这次是完全不可思议的。他们的哥哥在晚上睡下后，就再也没有醒来。他很快被一辆救护车拉走了，他们都没来得及说一声"再见"。

我们家里毫无准备地来了这么多的人，人们毫不掩饰地流露出自己的感情，止不住地流泪，所有人的注意力都集中到了他们突然消失的哥哥加勒特身上。

当你处于震惊的状态，以及随之而来的极度悲恸时，你的脑子如同在云雾中一般。可这也是一种保护和缓冲，因为往往在这个时候，你不能做出任何正确的决定，就连你跟别人的谈话也是没有条理的。

也许在这时，我的孩子们宁愿只是和我们单独在一起，而不愿意看到满屋子的人在为加勒特的去世而哀伤。也许他们觉得，这时依偎在我们的臂膀中，相互安慰更为安全。

但我们的文化习俗让这无法实现。

几天之后，我们的孩子就流露出绝望的迹象。

"妈妈，我知道我很想念加勒特，因为我醒来时满脸泪水。"朱莉安这样向我描绘失去加勒特后她的情况。她一边说一边哭，渴望我给她一个拥抱。

她也时常告诉我。她做了什么样的梦，她会说："我知道加勒特在哪里，因为他告诉我了。"有时，她指着天空说："我每天晚上都梦见加勒特，但我却记不清楚。"

特雷弗，那时他才十二岁，他变得退缩。我三番两次想跟他好好沟通，他总是退缩回避，总是躲在他自己的房间里，不愿意和人说话。每次答话，只是简单的一两个字。他整天在草稿纸上画画，然后在壁橱的墙上涂鸦。

特雷弗的愤怒是显而易见的，就像有一道墙竖在那里。心理咨询、学校心理顾问和青年牧师做了种种尝试，都不能突破那道墙，什么尝试都无法医治他的创伤。他从家庭中抽离退缩，他感到愤怒、孤独、负罪。

为什么会有负罪感？这是很典型的一种反应。孩子之间常常会问："我的父母是否更愿意让我去死？"所以说，非常重要的一点是，你要让他们知道，因为他们还活着并和你在一起，你是多么的庆幸。告诉他们，你是多么爱他们。拥抱他们，亲吻他们，在此刻表达我对他们的爱，要比以往任何时候更多。

特雷弗把悲痛埋在心里，他试图寻找一种方法让自己麻木不仁。多年之后他告诉我，加勒特死后，他到学校去，有人向他兜售毒品，他们说毒品能帮助他感觉好一点。现在他告诉我，一定要把他这一段个人经历写进这本书里，以期能告诫其他的孩子。

杰克逊（Jackson）成了我每天必须起床的理由。他那时才一岁，我还要给他喂奶。清晨，我们一起躺在沙发上，看电视剧《芝麻街》（*Sesame Street*），他边看边笑。

杰克逊也会感到哀伤。当然忧伤不会流露在他的脸上，他依然怀有一颗婴孩的心，充满了好奇、快乐和阳光。但是，他会突然拍一下我的脸说："妈妈，你在伤心吗（Mommy Sad）？"

他成了我的"安慰者"。但对有些孩子来说，这会成为他们成长过程中的一个大问题。

需要去取悦父母是孩子们经常有的行为，特别当他们看到父母正感到痛苦的时候。这也可能造成一个终身互相依赖

的关系。

在之后的那些年里，杰克逊长成了一个快乐又富有爱心的孩子。直到他十几岁时，他才开始感觉到失去一个哥哥的悲痛，但他对这个哥哥实在是不甚了解。我们做了很多的事来弥补这个缺憾，我们把加勒特的故事讲给他听，还给他看照片和家里的录像。

作为父母，你所扮演的角色既独一无二，又错综复杂。因为你既为失去的孩子悲伤，又要支持和养育其他的孩子。

加勒特去世时，朱莉安才五岁。她没有流泪，反而成了爱笑的孩子。她变成了一个表面上看起来好像很快乐，而内心却被悲伤困扰的孩子。我从来没有去想过，她是否过得了这一关，因为她看起来总还可以。

其实，她的情况并不是如此。她对加勒特的去世感到非常悲伤，然而，她又不懂得怎样哭泣才不至于使自己的父母感到厌烦。我希望她当时懂得这一点就好了。假如她那时表现出来，我一定会知道的。

在她二十二岁的时候，她鼓足勇气来问我，她是否能开始心理治疗。当然，心理治疗最后帮助她治愈了心结，也有助于我们之间日后的交流。

特雷弗受到的创伤是如此之重，他最终只能在艺术上找出路。他完全有可能被悲伤所束缚，但所幸他总算走出来了。

在悲伤中，有些孩子会以行动表现出来，有些则求助于药物。反正任何可以使他们感觉好一点的事，他们都有可能去做。因为他们还没有成年人的情绪管理和理智，所以他们只会去寻求任何能使他们感觉好一点的方法。

哀伤中的兄弟姐妹和失去孩子的父母的哀伤是很相像的，只是我们必须明白，每一个孩子应对哀伤的方法是不一样的。因此在和你的孩子们交流感情时，必须做到始终如一。

正如你需要一批人来支持你那样，孩子们和他们所信任的成年人和朋友交流也很重要。

你要经常和你的孩子们重申：他们是安全的。

事情发生后的几天，他们也许想和你们睡在同一个房间内。我的孩子们就把睡袋放在我们的床边，他们在那里睡了几个星期，这使他们感到安全。

你要经常不断地重申你对他们的爱，让他们每个人都有和你单独在一起的时间。要把从前你对失去的那个孩子所有的爱，重新倾注到你幸存的孩子们身上。

最要紧的是：将"自我疗愈"作为礼物送给他们，使他们感到爸爸妈妈不会被哀伤吞没。

给兄弟姐妹的指导

作为父母，经常了解你幸存的孩子们的情绪是很重要的。通过询问和倾听去了解他们在做些什么。

· **请用开放型的问题询问你的孩子，**而不是他们可以简单地用"是"或"不是"来回答的问题。

· **开放型的问题往往是以"什么""如何""谁"和"为什么"等开头的。**举一个例子，"梦见你哥哥时，感觉到了什么？在梦中你们俩做了些什么?"或者"你的梦是什么颜色的?"。当你的孩子回答了他的梦是什么颜色后，问他对那颜色的感觉是什么。然后继续问下去，以便继续进行有意义的交谈。

· **尝试不去问你的孩子有引导性的问题。**譬如，不要说："那些黑暗色彩的梦，使你感到害怕吗?"这会提示他，应该感到害怕。你不要抢在他自己的感觉之前，用你的感受去影响他。假如他自己说，这个梦使他感到害怕，这时你可以挖掘更多的"为什么""怎么样"等。

- **避免封闭型的问题。**这样的问题会以"你是不是……"开始，所有这样的问题，都可以用一个"是"或"不是"来回答。

在你的日记或工作手册里记下每个孩子的行为和做事方式，这样的记录可以帮助你觉察他们行为的变化。然后，还要考虑如何用最好的方法去帮助每个孩子渡过哀伤的难关。

- **哪些成年人使你的孩子有安全感？**这需要问你的孩子。这些成人可以是亲属，也可以是朋友。把这些人的名字记到你的日记或工作手册里，这样你就可以决定谁是最好的帮助人选。

- **在你的孩子重返学校上课前，跟学校的心理咨询师约个时间面谈。**向学校的心理咨询师讲清楚家里发生了什么，以便求得心理咨询师的帮助。学校通常有相关的项目来帮助学生应对哀伤。我曾经帮助过我家附近学校的学生，我的工作是指导一个小组，小组内的孩子都是失去了家庭成员的。从第一周开始到第八周结束，你可以惊异地看到他们的成长。这些孩子不仅变得更坚强、更快乐，他们还在小组中结交为终身的朋友。

- 在你的日记或工作手册里描述每个孩子的行为。他们是否变得更安静，更喜欢独自一人，或者变得更积极地参与应对哀伤。

- 你是否注意他们日常生活的改变，诸如，饮食、睡眠时间，以及总的情绪状态。悲伤和难以相处是可以预料到的，但是如果你注意到他们有严重的噩梦、厌食，或者不可控制的哭泣，你可能需要与医生或者心理咨询师取得联系，以便得到专业性的帮助。

- 你的孩子是否有意愿谈论他/她的兄弟姐妹？心理咨询是否使他/她感到舒适和有帮助？有些孩子善于讲话，但有些孩子却觉得不适应。

- 现在，什么能使你的孩子感觉好一点？体育、音乐、美术等，组织一些能使他们感觉好一些的活动。

- 有什么事会使情况更糟糕？父母可以用什么方式给他们提供缓冲和支持？

- 注意那些负面的影响。加勒特去世后不久，特雷弗在学校里就被一些有毒品的学生盯上过。他们告诉特雷弗，毒品能使他感觉更好。当你的孩子突然跟一群不是他平时来往的朋友交往时，你需要特别注意。

- **注意他们在学校里的功课情况。**他们的学习成绩如何？他们是否参加各种活动，是否有责任感？他们是否完成了应该完成的家庭作业？如果有任何的异象，请和学校心理咨询师联系。

- **请不要限制和制止你的孩子参加富于童趣的活动。**比如，有一位家长，他的孩子死于一次游泳事故，结果他禁止其他孩子去游泳。这只会使你的孩子更加不高兴，并加深他们的恐惧。

- **每天早上或晚上，和你的孩子单独坐下来，谈谈话，**或者玩一会儿，不断地让他们知道你的爱和你的存在。

- **一定要抽出时间，让整个家庭在一起用餐。**多年以后，当我问起我的孩子们，什么对他们帮助最大时，他们说是家里的晚餐时间。因为他们知道，这个时候，大家都在一起，每个人都要对自己的行为负责，要有一个好的表现（不要在学校里闯祸等）。

- **找一些适合孩子和青少年的书籍来阅读。**你可以和你的孩子一起读。

‖踏脚石‖

宠　物

在丧亲剧痛期间，宠物可以给成人和孩子带来很大的安慰。我在这里并不建议你去养一个新的宠物，因为训练新的宠物需要时间，而当你的情绪还很不稳定、注意力还不够集中时，这显然是很难做到的。然而，和你的宠物建立一种新关系，并把它作为一种安慰你和孩子的方法，倒是可行的。

- **它们总是取悦于你。**此时，它们正是你和孩子们最好的安慰。

- **建议你牵着你的狗在街上走一走。**这样，你也许会遇到几位好心的邻居。

- **让你的猫有更多的机会坐在你的膝上。**

- **腾出时间来和你的孩子们一起为你的宠物做些事，**比如洗澡、梳理皮毛、训练以及玩球。

- **安排一天为"大自然日"，带着你的狗一起去爬山、远足。**带上午餐、饮用水，以及牵狗的皮带。当然，千万别忘了带上你的手机，以防迷路。

14

天堂里神奇的孩子

已故孩子的兄弟姐妹往往能够重新整理出他往昔的故事，尽管父母有时也可以，但你会发现他们会告诉你一些你已经想不起来的故事。他们的回忆是根据他们的情感而变得"五颜六色"的，他们之间有时甚至对所发生的事情有不同的回忆。他们想方设法，试图去改变兄弟或姐妹死亡的事实。这就是哀伤过程中的"讨价还价"阶段。他们会想：如果他们当时做别的事，也许就能逃过一劫。

我自己也曾这样想：如果我早醒一个小时，而不是睡过头，也许我就可以救活他。可是，事实上，我儿子的脑膜炎细菌已遍布全身，即使是医生都无法拯救他。很多年过去了，我都无法平静地接受这个事实。我把自己的感觉存放在记忆里，当我想到对他说的最后一句话是"我爱你"并亲吻了他、祝他晚安时，我的心才稍稍平静。

你的孩子也许会特别脆弱，好像一些不祥之事会发生在他们身上。你一定要让他们知道你对他们的爱和保护是始终如一的。通过倾听他们的诉说和回答他们的问题，可以帮助他们重建安全感。

孩子们会问你一些问题，比如，"他死后会去哪里?"他们也可能问："你说我们失去了他，那么你为什么不把他找回来?""天堂在哪里?"

有一天，梅丽莎和我带着我们的孩子去墓地为加勒特献花。对梅丽莎五岁的儿子达科塔（Dakota）来说，这是他第一次去墓地。他听到我们在说"我们要带些鲜花给加勒特"。我们到了墓地，达科塔从车里跳出来，然后他和朱莉安、杰克逊一起穿过草坪。朱莉安找到了加勒特的墓碑，她说："他在这里呢!"

在墓碑的底下，有一根管子是专为插花用的。达科塔双腿跪下，用嘴巴对着管子说；"加勒特，你可以出来啦!"

哦！是的，梅丽莎和我笑得前仰后合（但感觉很好）。我们马上意识到达科塔对我们告诉他加勒特已经死了这件事完全没有概念。

发掘你的孩子们对死亡和天堂的理解，帮助和引导他们找到一个精神上的信仰，那能够使他们得到安慰。

我发现我的教会和主日学校是一个巨大的资源。人们可以在其他的信仰中得到安慰。不管是哪一种信仰，坚守住就能得到力量。

我们会通过一些练习来帮助你和你的孩子们鉴别、开展和寻找信念，从而得到安慰。

我曾经在前面的章节谈过家人在一起吃饭的重要性。我仍须强调这一点。我们要把它看作一个全家人在一起交谈的时间。假如你没有力气煮饭烧菜，请别人来帮忙。查一下你的"生命线"列表，找出一些朋友，他们至少在第一个月内可以帮助你做饭。

在晚餐的餐桌上，让孩子们来主导谈话，无论他们讲什么都可以。你可以提一些问题来了解他们学校的情况、朋友的交往、有趣的事情，或者任何他们感兴趣的话题。在谈话时，请把手机、电视机、电脑、平板电脑都关了，也不要把这些东西放在餐桌上。因为这是你们把注意力集中于家庭的时间。

你的孩子们也许想讲一些和已故的兄弟姐妹有关的故事，也许他们不想讲。总而言之，找一些时事趣闻在餐桌上聊。这是一种学习适应新的家庭生态的方式。

　　你肯定希望你的孩子参与你今后生活中的大事。然而，请小心，当你说"我多么希望他也在"时，你的其他孩子也许会感到，有些东西是永远失去了，他们不再可能拥有真正的快乐。

　　如果你说出来的往事是其他的孩子力所不能及的，那可能会伤害他们的自尊心，这种伤害可能是终身的。

‖ 踏脚石 ‖

真实的故事

- **让你的孩子谈谈他们已故的兄弟姐妹，无论他们选择什么题材。** 经常让他们讲一讲关于已故兄弟姐妹的故事，并把讲故事当作疏解他们情绪的一种方法，无论是哭还是笑。

- **请注意不要过高地去评价你已故的孩子。** 正如常人，每个人都有优点和缺点，你不要把你已故的孩子标榜得过于高大，以致他/她的兄弟姐妹觉得永远做不到那样好。

- **今后，每当有重大事情发生时，** 假如你说："哦，我多么希望他也能在这里看到这一切。"那么，其他孩子在他们的成长过程中，总会感到有一种缺憾。如果孩子总感到他没有什么方面是足够好的，那是多么可怕的负担。

- **有时，孩子们会想他/她自己才是应该死去的人。** 这种想法会使他们产生严重的负罪感。他们有时会在心里自问："假如是我死去，妈妈和爸爸是否会感觉好一点?"请不断地重申你对他们的爱。现在他们比任何时候都需要你的爱。

- **坚守你每天的生活惯例是保持家庭稳定的重要环节。** 一个我曾帮助过的小男孩告诉我，他哥哥去世后，他很想念他们家以前的晚餐。这时，稳定不变的生活方式显得尤为重要。

假如你对他们的哀伤平复过程有疑义，或者感到他们的行为带有自毁倾向，你必须尽快寻求专业人员的帮助。请向学校的心理咨询人员寻求帮助。

15

珠光大门，相信奇迹

是的，奇迹的确会发生。

有时候，回应一个祈祷者的不是改变生活，而是改变自己。

——詹姆斯·迪利特·弗里曼（James Dillet Freeman），《活着！》（*BE!*）的作者，亦被称为"月亮诗人"

我从小生长在一个基督教长老会的家庭，但是我从来不确定我是否真正相信有"天堂"。我不需要去知道这件事。我知道，只要我是一个好女孩，就不会有麻烦的。

在我很小的时候，我发现了我所相信的"天堂"。那是一个巨大的未知城市，建在云彩之上，有一位上帝住在那里。我的祖母告诉我，这位上帝在天堂的珠光大门门口，会和所有死去的人打招呼，我祖母的名字，正好就是"珍珠"，所以我想她一定是个很不平凡的人。后来，她去世了。那时，我意识到我还有那么多的事想知道，但已经来不及去问她了。我只能想象她走到了"珠光大门"门口，所有的人都来迎接她，因为她的名字叫"珍珠"。

当我的儿子去世时，我也曾想象过那美丽的"珠光大门"，但这对我来说似乎已无关紧要了，因为连我的信仰也变得一团糟了。我不断地问自己："我如何才能知道上帝是否存在？""天堂在哪里？""我们真的有来世吗？""我的祖母在天堂吗？"

对于一个聪明的成年人来说，这些问题在生命的不同时期总会浮现出来，但是从来不会像现在这样集中，特别是当你失去了你的孩子时。

我是否对上帝存有怨恨呢？也可以这么说。上帝怎么能让这件事发生在我的身上呢？我并没做过什么坏事，但我的孩子死了。一个孩子啊！这怎么可能发生在像我这样一个善良的女人身上呢？

可是，事实就是这样的，为什么不可以是我呢？其他失去孩子的人，也是好人呀。

我意识到，我的那些先入为主的信仰机制，在碰到了真正的人生磨难时，便出问题了。

现在，我唯一的选择是重新反省我自己的信仰。

我选择相信在彩云之上真的有一个"天堂"存在。在那里，我挚爱的儿子正走过那扇"珠光大门"和他的曾祖母"珍珠"第一次见面，并感受她给他的安慰和温柔的拥抱。

科学可以告诉你婴儿是怎样形成的，但是生命体的形成完全取决于那一瞬间小概率的细胞的活动。这些微小的细胞快乐地结合起来，给了你一个孩子。这就是一个奇迹。

将相信奇迹作为重构信念的基石，你也许在梦中、在自然界里，甚至在从收音机里听到的一首歌中，接触到那些奇迹，那是你的孩子寄来的明信片。

周年纪念、生日，或者节假日，人们对死者的怀念会加重。在这些日子里，家庭成员最好在一起，一起纪念。当你的孩子没有出现在这些节日活动中时，你真的可以说是心痛无比。

我的儿子是在 12 月 19 日去世的，离圣诞节仅差六天。在他去世后的很多年里，我总在节日来到之前感到内心空虚。我醒来时总是充满了恐惧，所以只能倒头睡去。我经常感到对那天的等待有时比那天真的到来更让人觉得悲伤。

作为家庭成员，我们创建了一些新的纪念方式来纪念加勒特。圣诞夜，我仍然把他的圣诞袜套挂在壁炉上。我们仍然把他小时候的圣诞装饰物挂在圣诞树上。

我们朗读他喜欢的圣诞故事，特鲁曼·卡波特写的《圣诞忆旧集》。当然，我们总是把他也包括在我们的祈祷中。

奇妙的是，在节日和纪念日期间，总会有一些奇妙的事发生。有时只是很简单地出现彩虹，或听到鸟儿在窗外歌唱。

加勒特去世后第一个母亲节的星期五，我的心情悲伤而沉重。我到学校接了孩子，就去盖尔逊超市（Gelson's），我想做一顿需要多道工序的晚餐，这样我可以在做饭的过程中让自己不去多想。我决定做一个鲜蔬意大利面，做这顿晚餐需要很多道工序，如切、烤、炒等。

当我们走在超市的过道上时，孩子们往我的篮子里扔进了很多东西，我也没去理会他们。结果一篮蔬菜变成了六篮，但我毫不在意。

一位年轻人（他是我儿子的朋友）小心翼翼地把所有的蔬

菜装进了纸袋，并帮我搬到我的车子里。当我们一起向车子走去时，我问了他上大学的计划。在他帮我关上后备厢盖时，我给了他一些小费。当我看到他走开，便会想到他活着就有梦想可以实现，他的父母可以见证他的成长。

我对自己的表现感到惭愧，甚至变得愤怒。

"我必须在到家之前停一下车。"孩子们听到了我颤抖的声音，他们坐在车上一声不响。

黄昏时分，我把车开进了墓园，缓慢地，沿着我熟悉的车道，我发现有很多鲜花放在墓穴上，一定有很多是献给母亲的吧？

我把车停了下来。

"你们就在车里做家庭作业吧，我马上回来。"我打开车的后备箱，从一个篮子里拿出一直准备在那里的纸巾、大理石清洁剂、刷子、植物剪刀以及一瓶喷雾水。

这是我熟悉的仪式，自从加勒特被下葬，我就一直这么做。在今后的很多年里，我已被剥夺了为他折衣服、为他清理房间、为他拾起脏袜子的权利，我要让他的墓地变得完美无瑕。

我每天会去他的墓前清理、洗刷，我是在为他的"新房"打扫清洁。这样做，也给了我和他单独待在一起的时间。

当我走近他的墓时，我可以感到我湿润的眼睛正被冷飕飕的夜风刺痛。我放下了篮子，双膝跪下，在加勒特的墓碑前开始哭泣。

"加勒特，母亲节要来了，可是你不在这里。该死的，我是多么的愤怒，你就这样离我而去。我真不知该做什么。"

我尽量保持我的身体笔直，为的是不让我的孩子们看出我是多么的疲惫。但有时正是因为我需要装坚强而使自己更为筋疲力尽。

我在墓碑上洒水，并用刷子刷他在碑上的名字。我把它擦干净，抛了光，旁边的草还很整齐，因为昨天才刚刚收拾过。

"加勒特，请你告诉我，我给了你生命，请你告诉我，你仍和我在一起。你在这里，告诉我，告诉我……"我一边哭，一边希望听到奇妙的回应。我等待着，但是毫无回应。

我转过身来看着我的孩子们，他们正隔着车窗看着我。这时，"承担起责任，挺直身体，以最好的姿态出现在他们的面前"在我的耳边响起。我把所有的工具收拾进我的篮子里，吻了一下我的手指，然后轻轻抚摸他的墓碑，站起来，强忍着哀伤离开。

我们回到了一片漆黑的家里，我打开厨房的灯，看见电话机的留言灯在闪光，我按下那键，就听到了大卫的声音："嗨，桑迪，我今天要晚一点回家，你和孩子们先吃饭吧，爱你。"

唉，一顿原本可以全家在一起吃的晚餐泡汤了。我放弃了做鲜蔬意大利面的打算，决定以玉米饼取而代之。我可以把昨晚吃剩的玉米饼再加工一下。

特雷弗嚷着跑进了厨房："我现在饿极了。"

"我正在为你们做晚餐呢，宝贝！"

"但我现在真的是很饿呀，我可以吃一根冰棍吗？"

"不，特雷弗，我正在为你做玉米饼呢！"

"玉米饼？"他抗议了，"我们昨晚吃的也是玉米饼啊！"

这时，朱莉安蹦蹦跳跳地跑进了厨房。我把杰克逊放在婴儿坐的高凳上，喂他吃牛奶泡麦片。我对自己说："要忍耐啊！"

"我有一个主意，你们俩都去收拾你们的卧室吧，现在就去！你们的房间太乱了，等你们收拾完了，晚餐也准备好了。"

他们老老实实地去收拾他们的卧室了。

"桑迪，要忍耐啊！"我又对自己这么说，我开始把做玉米饼的东西都拿出来，把油倒在平底锅里，等着油被烧热。

我真是笨啊，我完全可以买一些预先做好的脆玉米饼来给他们吃。他们是不会在意的，但加勒特会在意。他吃东西比较挑剔。加勒特，母亲节，空虚，我的思想开始旋转，几乎失去控制。

"妈妈，妈妈。"我抬起眼皮，看到特雷弗站在我的身边，他手上拿着一张手画的卡片。我看着他，并抚摸他的脸说："对不起啊，宝贝，我正在想念你的哥哥啊！"

"妈妈，"他拿着那张卡片的手开始有些颤抖了，"在我整理房间时，我在书桌的抽屉后面发现了这张卡片！"

特雷弗一直想要加勒特的旧书桌，前几天我刚把那张书桌搬到他的房间里去。

我看了看那张卡片，卡片上正是加勒特所写的字。

"那是什么呀，我的宝贝？"我问特雷弗。我开始大声地读起来。

"妈妈，母亲节快乐！"

我望着特雷弗，简直傻眼了。我打开加勒特所写的卡片，念了起来：

"妈妈，你是一个很了不起的人，真的！

谁可以写两本书，同时又抚养四个孩子呢？

要同时做这两件事，必须要有一颗伟大的心。

而那颗伟大的心，你有。

祝你母亲节快乐，妈妈！

我爱你！

爱你的加勒特。"

特雷弗简直不敢相信地说："妈妈，这一定是在他去世之前写的。"

"但他是在圣诞节前去世的呀！"我惊愕地说。

一种宁静的感觉顿时充满了我内心的空虚之处。加勒特听到我说的了，他真的与我同在，我想。

"特雷弗，谢谢你把这张卡片找出来。你真的给了我一件最美好的礼物。"特雷弗笑得很甜蜜，我把他紧紧地抱在怀里。

"妈妈，我喜欢你做的玉米饼。"他羞怯地说。

朱莉安也加入进来说："我也是！我可以每晚都吃玉米饼！"

这时，我的丈夫推门进来："嗨，家人们，咱们今晚吃什么？"

"玉米饼！"大家一起叫了起来。

"好！"大卫说，"我爱吃玉米饼！"

鲜蔬意大利面就放到明天吃吧！

寻找奇迹，它们就真的会出现。只要邀请它们到你的生活中来，它们就会出现。所以要感恩，在祈祷中要不断感恩。这样就会有更多的奇迹来到你的世界。

关于奇迹出现的问题，我经常被问道"你儿子经常来看你吗？"或者"你儿子经常出现在你的梦中吗？"。答案是：

"是的！"

第一次梦见加勒特是他去世的几星期后。后来还有更多，有些像梦，但有些却很真实。不可否认，它们是存在的。我甚至可以在梦中闻到花香，闻到他特有的气息。

有一夜，我甚至感到加勒特就坐在我的床沿上，虽然我不能看见他，但我能感觉得到，我可以听到他在想什么。

奇迹有时可以发生在你从收音机偶然听到的一首歌里，那时你想起了你的孩子，你感觉到这就是你的孩子的出现。假如你跟随着一起唱，你便知道他也和你在一起唱。

"丧失"给了你一套全新的信念，告诉你什么是"可能"。这不是封闭的时候，相反的，你要打开心扉去接受奇迹可能发生的时刻，你要相信奇迹会出现。当你经历了奇迹，请把它们记下来，你就不再会忘记。

奇迹是来自天堂的一张明信片。这张明信片是来通知你，在彩云之上，有一座天堂，你的孩子跨入了"珠光大门"，他想让你知道，那里很美丽。

建立信念，接受奇迹

"如果你失去了期待，你便失去了发生奇迹的可能。"

——T. D. 杰克斯（Jakes）主教，波特之家教堂（The Potter's House Church）牧师

当你自己确立了信念，并且相信奇迹可以发生，奇迹就真的会到来。奇迹会以各种不同形式出现，有时就像一只白鸽来敲你的窗户那样简单。我女儿相信每次她捡到一枚十美分的硬币，就是上苍给了她一个信息。

- **请邀请奇迹到你的生活中来。当奇迹发生后，要心怀感恩，在祈祷中感谢奇迹，**然后就会有更多的奇迹发生。

- **在一个安静的房间里，闭上眼睛，想象你的孩子的音容笑貌。**这时，眼泪也许会流下，但是，不要紧，这是连接亲人的眼泪。

- 现在，向你的孩子要一个礼物。

- 在你的脑海里和你的孩子在一起，并告诉他，你过得还好。告诉他，泪水不是悲痛的风暴，而是爱的沐浴。

- 邀请你的孩子来到你的梦中。

- 然后，向他道别，睁开你的双眼。

- 在你的日记或工作手册里记下这个日子。

- 在今后的几天里注意一些事，诸如彩虹、石头、小鸟，或者你的孩子喜欢的东西。

- **经历过这种操练的父母们都会告诉你，在他们的生活中出现过很多不同的奇迹。从开始就记下那些看似是奇迹的事，日子久了，你会发现孩子给你的礼物是有一定模式的。**

我儿子过去总会从放学回家的路上为我摘一朵白色的玫瑰。现在，无论什么时候我看到一朵白色玫瑰，我会想，加勒特，那是你吗？

有时候玫瑰向我绽放，用它的语言对我说："妈妈，我爱你。"

这就是奇迹的力量。

16

你的疗愈图书馆

从很多书中，我发现在我之前很多人都曾走过这段哀伤的路程，毫无疑问，我知道我一定能生存下来。

当你处在情绪旋涡中，你好像在经历从未有过的求生的挣扎。此时，你需要知识、支持和援助。我发现寻找慰藉的方式之一，就是走别人已经走过的道路。

加勒特去世的那天，我们的朋友斯蒂芬·坎内尔（Stephen J. Cannell）来到我家。一年前，斯蒂芬聘请了大卫担任一部新的电视剧《潜随猎手》的执行制片人和剧作家。

在电视演艺圈内，斯蒂芬是一位权威人士，他曾写过电视剧《洛克弗德档案》(*Rockford Files*)《A 队》(*The A Team*)和

《猎手》(*Hunter*)等。但是在他光亮的身份背后，悲剧还是发生了。几年前，斯蒂芬和他的妻子失去了他们十五岁的儿子。我们这些和他共同工作的同事都知道这件事，但是我们做梦也没有想到，这也会发生在我们的家庭。

斯蒂芬来我家时，带来了一本书——《失去孩子的父母》(*The Bereaved Parent*)。"桑迪，你加入了我们的俱乐部，"他说，"失去孩子的父母。"他递给我那本书，我把那本书打开。

在书的扉页上，我看到以下几行字："亲爱的大卫和桑迪，希望你们能读这本书，这本书对我们的帮助很大。爱你们的玛西娅和斯蒂芬。"

以后的几个星期里，我一直把书放在我的手提包里，每当我怀疑我是否能继续活着时，我就拿出这本书来读。它成了我的"希望生命线"！

大卫和我都是作家，我们也喜欢阅读。

我们用书来寻找信息和支撑我们的文字。斯蒂芬给我们的书，成了我们"疗愈图书馆"中的第一本。

我们在文字中找到了宁静、信心，假如有人可以渡过难关，那我们也可以。

我建议你们去网站上搜索，那里有会引起你共鸣的书籍和资料。它们在你的疗伤过程中会有帮助，不仅如此，对你的孩子、亲友也会有帮助。

当然，并不是每一本书都适合你，但在今后，它们可以成为你对你非常有用的资料。所以，要不断地搜寻各种书籍和资料。

书籍可以给你指引，也可以帮助你寻回和重建信念。没人可以毫无信念地走过生命的历程。唯有信念，才能使我们变得坚韧不拔。

▌踏脚石▐

疗愈图书馆

承认丧子之痛和随之而来的严重挑战极为重要。对每一位父母来说，失去自己的孩子总是一件独一无二、刻骨铭心的事。学习和了解由于失去孩子造成的心理上的创伤，以及今后如何恢复，是一个很复杂的过程，但它对你所面对的挑战具有积极作用。

你不需要把自己完全沉浸在大量的书籍和资料里面，你应该寻找一些励志书籍来读。

- **在互联网和图书馆里寻找有关哀伤疗愈的书籍。** 假如你可以购买这些书就更好了。因为我建议你把书中重要的部分用笔画下来。能在一本书里很快地找到你想要再读的章节，这对你的帮助会很大。我在我的手提包里总是放一本要阅读的书。

- **买些励志和有关哀伤疗愈的书。**

- **读些在"传统范围"以外的书。** 这些书，你平时不大会去读，但它们往往能为你提供一些新的生活方法。你可以去试一试那些对你来说非传统的书籍。

- **读些有关你所尊崇的人的书。**他们和你一样也经历过悲剧，但从中走了出来，这就意味着活在这个星球上的每一个人，都有可能经历这样或那样的悲剧，都有可能面临人生的巨大挑战。

- **每天早上，在起床以前，至少用十五分钟去阅读一些有关心灵修养方面的书籍。**我经常读 C. S. 路易斯（C. S. Lewis）的书。

- **考虑把你自己的疗伤故事写出来。**即使你从来不写作，你仍然可以用你自己的方式来写下你的故事。有时候，当文字落在纸上时，它们能够帮助你治疗你的心病。如果你把故事与人分享，你就把你所经历的内心感受作为礼物分享给了他人。

17

坚韧不拔的玫瑰

自然界的馈赠

一个喜欢园艺的人，一定会研习季节变化，以及生命对自然界的依赖。

——玛丽·恩格尔贝赖特（Mary Engelbreit），《喜欢花园的女人》（*She Who Loves a Garden*）的作者

我们常说，生活就像一个旅程。我经常想象我的生活是一个奇妙的旅程，它穿过弯弯曲曲的树林，跳过湍湍流水上的踏脚石，在蓝天之上，太阳的光辉照耀着大地。

但在悲恸中，想象的天空让人感到暗无天日、风雨交加，

湍湍流淌的小溪变成了不可逾越的急流，而那些美丽的树林也变得阴森可怖。

生活反射出自然界，自然界也反射出生活。

我儿子去世后，我的朋友乔迪（Jody）送了一本书给我，玛丽·恩格尔贝赖特写的《喜欢花园的女人》。在这本诙谐的书里，有这样一段话："一个喜欢园艺的人，一定会研习季节的变化，以及生命对自然条件的依赖。"

乔迪在书的扉页上写下了这样一段话："我亲爱的朋友，桑迪，没有人，即使是上帝，可以拿走你的花园。"

她为我创造自我疗伤的花园提供了帮助。

我们决定建一个玫瑰花园，玫瑰代表坚韧不拔。在冬天，玫瑰枝的叶子掉了，我们把枝干剪下，剩下的可以在严寒中过冬，然而，每年的春天，鲜花又会重新开放。

当我的玫瑰园初具规模时，我的朋友们给我送来了各种各样的玫瑰苗。早上我把园子的门打开，还有很多玫瑰苗等待着我去种植。我称这个花园为"加勒特花园"。

孩子们动手制作了风铃，放上色彩鲜艳的牌子。有人给我带来了花园装饰物，有人帮我建起了喷水池，他们还带来了各式各样的园艺工具，让我来细心照料我的花园。

我为每一株玫瑰都写上了标签，记下这棵玫瑰来自哪里，何时种下。

我的孩子们经常帮我挖坑，拔掉野草，种下植株。我很喜欢做这些事，它令我很开心。当我们一起在这个园子里劳动时，我觉得我们和加勒特连接在一起。

在这个花园里，丈夫和我及我们的儿子建立了一种新的关系。这种关系使我们能交换故事，分享欢笑，回忆快乐的往事。

通过这么多年来的实践，我学会了怎样自己动手；如何消灭瓢虫和用喷洒剂去控制蚜虫；如何在地鼠洞里灌水，把它们赶走；如何以带血的肉去驱逐野兔；如何用超声波机器把鹿引开。

啊！生命的循环。我认识到所有的生命形式都会有一定的挑战，而最终我必须接受我所不能改变的。我的花园给我带来心灵的宁静，也让我有一个地方连接"大地"，并埋葬我的哀伤。

每一年，都是一个新的开始。当我在冬天剪下玫瑰花枝时，我知道，毫无疑义，它们会在明年春天重新开花。假如由于鹿、地鼠、野兔或者蚜虫的原因，玫瑰花不能开放，那这就是上苍和大自然的责任。

我知道最终上苍会给我另外一个机会去重新开始，让嫩叶从褐色的玫瑰枝上重新长出来。当我看到嫩嫩的绿枝在冬天僵硬的土地上抽出芽来，我知道五彩缤纷的花几周之后就会绽放。我的花园就是我的胜利。

当你坐在花园里，你会开始感觉到，自然界送给我们的礼物是何等的奇妙。面对你身边的一切，请睁开眼睛，打开心扉，倾听鸟儿为你歌唱，倾听湍湍的溪流，弹奏你心中的琴弦，让天空来拥抱你。

这些正是在我生活中所发生的奇迹。它们教会了我生命中确实有美好的循环，或者悲剧的循环，通过循环才能重获新生。挑战、哀伤与荣耀和快乐是同样重要的，因为正是它们，成就了你的生命花园。

坚韧不拔的精神存在于你的灵魂深处，它们会在悲剧中从最深处迸发出来。当它一旦出现，我们便可享受光彩夺目的一生。

▌踏脚石▐

用自然来治疗生活中的挑战

自然界的一切，都是可再生的。

——布雷恩 L. 韦斯(Brian L. Weiss)，医学博士，《奇迹发生》(*Miracles Happen*)的作者

我为你提供一个新的方法去迎接生活带给你的挑战，即用自然界的启发去更新你的精神。

- **考虑建立一个花园。** 从你的朋友列表中，找一位擅长种花的朋友来，让他/她帮助你建一个花园。

- **注意你的礼物！** 一旦你建立起一个花园，请让你的朋友都知道，我可以保证你会收到很多礼物，如植物、风铃等。所有这些东西都可以放到你的花园里。

- **做一块牌子，或者放一块大石头作为你花园的标志。** 我有一块很大很漂亮的石头，上面写着"加勒特花园"。

- **假如你没有足够的地方建园子，那么就在你的阳台上**

腾出一块地方来种植盆栽的玫瑰。

- 做一个小小的喷水池，水声要安静，涓涓的流水声能让人觉得安详。

- 精心照顾你的植物，好好地培育，看它们抽芽、开花、成长、凋零，等到第二年春天再重新开花。

- 假如你实在不想种花，那么就给自己买一点鲜花吧。可以在超市和花店里买，鲜花可以使你的家和心绪活跃起来。请记住：鲜花可以使你的精神清醒，因为它的色彩、美丽和馥郁的香气。

18

精神创造就是精神疗愈

经常有这样的说法：大脑在混乱中会变得更富有创造性。

悲剧性事件产生一种有趣的现象，那就是它使我们的大脑变得更活跃。当大脑苏醒时，它会回忆，会使想象力变得丰富，让你从不同角度去看待生活。

现在，你比任何时候都更接近你的信仰。你正处在一个脆弱的时期，因为你失去了一个可爱的孩子。但在你心中出现了一个新的地方来安置你的孩子。

你心神清醒起来并要去创造一个世界，在那里你必须用另一种方法去感受和拥抱你的孩子，用泪水去重建宁静与和谐。

佛教僧侣释一行禅师曾经说过："死亡如同天空中的一片云。当它消失时，不一定就意味着这片云死了，其实云已经转化成了另一种形式，比如雨或雪。"

假如你抬头看天空，云已经不在那里了，实际上天空是让你用一个新的方法去看云。不要感到悲伤，那云已变成了浇灌你花园的雨水。

所以，这时你一定要赶快在你的花园里播种，然后看着花朵成长，当你看到鲜花盛开时，你把它们挽成一束，放在你厨房的小桌上。

第二天，你可以为这束花拍照，也可以把它画出来。然后把照片或者画用镜框镶起来，挂在墙上。你知道，你每一次看它的时候，你都会想到这是你那可爱的孩子的新形象。

你瞧，现在你成了自己未来的创造者。

当我的儿子去世后，我的心中一直在寻找一种新的方法来表现我自己。在我哀悼期间，我建起了一个玫瑰园，它是为我带来慰藉和平静的地方，是一座我儿子的纪念碑。

当我在陶艺课上画碗、画壶时，我也从中得到了来自玫瑰的创意。我经常带着我的孩子们去陶艺工作室，他们也开始被艺术的创造力所感染。结果，那年我们每人都得到了一份手绘的礼物。

许多人认为自己没有创意，其实每一个人都是有的。请回忆一下你自己的童年：你难道从未在海滩上垒起一座沙堡？你难道从未用手指在一张很大的厨房用纸上画画？你难道从来没有用冰棍的小棒搭起一幢小屋？你难道从没用橡皮泥捏出过一些小动物？

对于你的创作，不要去管你自己觉得是否好看，也不用去在意别人的想法。你的这些看法还是停留在小时候老师给你评分的记忆里，但是现在这些都不重要了。无论你创造了什么都是完美的，因为是上苍要你梳理脑子里的混乱的。

当你批判性思维的左脑告诉你，悲痛无所不在、无法解脱时，你具有创造性思维的右脑正在呼吁，你要用新的方法去创造宁静与和谐。

你在日记中写下一些文字，在画布上涂上一些颜色，在花园里清扫整理，或者为家庭创造一道新菜的做法，总之，任何具有创造性的事都会有助于在生理上抚慰你的大脑。

在创造中，你能感受到已故孩子的精神以新的形式出现。

它可以是美丽的照片、手绘的陶器、画布上的油画、你所喜欢的收藏品、你要粉刷房间的愿望或建一个菜园。

我儿子去世了，我用他一生的故事赋予他新生。我选择去写作，是因为我希望我所写的故事能够帮助像你们这样失去可爱的孩子的人度过你们生命中最艰难的时光。

正因为我促使自己进行创意写作，我现在才认识到：我儿子来到这个世界上的目的，就是要帮助其他有相似悲剧的人渡过难关。唯此，他才能进入天堂。

对我来说，这意味着加勒特生命的延续。

以创意的活动，辅助复原

艺术活动是一个极有效的处理你对你的孩子的记忆和情感的途径。艺术能给你机会去开发你的感官，如触觉、视觉以及声音，它们能让你认识到深刻的思想及感情，这是一般文字所不能表达的。建议探索以下几种艺术方法，将它们作为你记忆和情感的释放点。

· **参加一个社区陶艺工作室。**在那里你可以学习用陶土制造陶器，或为已制好的陶器绘画。做手工和画画能让你探索形状和颜色，这样的过程可以使你安静下来，有机会去冥想休息。

· **美术课给你把你的情感在画布上用颜色表达出来的机会。**选一门你不觉得有压力又能画得好的课程。这门课仅仅只是为你自己，不是为了分数或他人的评价。

· **摄影能给你带来即时的乐趣。**现在有这么多的数码照相机和手机，你有很多种方式去拍摄美丽的作品。探索一下 iPhoto 或者 Instagram 等软件，你的作品可以有很多种方式发表或打印。

- 利用旧画报和家人的旧照片，制作一本纪念册。收集文字，以及童年的老照片，并用颜色、形状和各种材料来装饰。当你做这些事的时候，你会百感交集。来，把它们放入镜框！

- 收集家里所有的老照片，把它们放进一本记录你的孩子生活的相册里。找时间去买一本特别的相册，然后按照年份顺序，把照片贴上去。如有可能，把相册放到互联网上，和你的朋友分享。

音乐是另一种可以创意表达的渠道。音乐的旋律可以调整心旋，开启感官情绪，去感受新的生活。假如你喜欢，可以跳舞，或学一种新的乐器，如弹钢琴。你会惊讶地感到音乐是如何调动大脑的，因为音乐确实可以抚慰心灵。

- 在 iTunes 上建立一张歌单。听音乐是立刻就可以调节心情的方法，所以，可以制作适合不同心情的歌单。我就曾经有一张这样的歌单，单子上的音乐，有的使我快乐，有的使我流泪，有的可用来跳舞，有的可用来反思，有的则是给我力量去应对每一天。

- 考虑一下学习跳舞。跳舞不仅为你的具有创造力的心灵加油，还是锻炼身体的好方法。

- 参加歌唱班，或者加入一个合唱团。这样你可以认识很多人。

- 假如你能演奏一种乐器，那就太好了！假如你不会，但你过去想学某种乐器，那就借此机会学吧！

希望你一直坚持记你的日记。因为这也是一种创造性体验。也许你在写作上有一定的天赋，那就可以考虑做下面的事。

- **建立一个博客。**写下你疗伤的过程和任何给你灵感的事。最简单的做法是到专业博客网站上去开个账号。

- **用诗歌的方法来表达你的情感。**我读了《活着》这首诗，它由詹姆斯·迪利特·弗里曼所作。他的诗歌非常激励人心，在我哀伤的初期，他的诗歌对我的帮助很大。你也可以把其他想法写入你自己的诗中。

- **开始写你自己的书。**现在是时候来讲你的故事了。它不仅仅是自我疗愈的好工具，其他人还可以通过阅读你的经历而获益。你可以选择是否要出版，这本书是为你自己的疗伤而写，你可以选择是否愿意和别人分享。

你们中的很多人会说这些练习过于烦琐，但我可以向你保证，我们正在为你重新得到快乐而努力。你可以选择不做任何的事情，或者你可以为成为你自己疗愈过程中的关键一环而选择积极主动。我可以向你保证，你不会被哀伤围绕一辈子。

找到你自己的创造天赋，你会发现这个宝贵的工具可以指引你从悲痛走向平和、宽容，最后到喜乐。

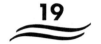

重新开始

现在是你感谢你那可爱的孩子的时候了，感谢你们共同度过的时光，感谢你从失去他中所学到的功课。

在疗愈哀伤的过程中，总会有一天，你会把往昔最美好的记忆汇总起来。

我儿子去世六个星期后，我在日记中写道："今天我心痛欲碎，我真害怕自己会永远这样。但我也害怕不会永远这样。因为我想要感受到他的生命，而不是他的死亡。"

那天，我请梅丽莎来我家，帮助我整理加勒特的英文老师给我的加勒特所有的英文作业。我和梅丽莎轮流朗读他写的文章，我发现我在检查他的家庭作业，就像以前他还活着的时候那样。

我纠正他文章中的语法错误，寻找合适的语法结构，然而，最多的还是对他的表达天赋感到骄傲。他一直想像他的父母一样当一个作家。这些作文证明了他的能力，他的英文老师给他所有作业的评分全都是"A"。

请在你的孩子的生活中寻找他们所取得的大大小小的成就，珍视它们。即使你的孩子还只是一个婴儿，也要把他/她的小毛毯拿出来展示；假如是死于腹中，也要把他/她的超声波照片镶在镜框里；假如他/她只是个幼儿，那么要把他/她走第一步时所穿过的那双鞋，放进一个玻璃盒里；假如他/她还在上幼儿园，就把他/她的手印镶到镜框里去；假如他是一个挺不错的棒球运动员，就把他的棒球帽放进一个箱子里。这些东西都能证实你的孩子有过他自己的生活，而那些小小的生命里程碑都已被认可。这可以使你感到平静，因为你知道他已过完了整整一生。

我让加勒特的房间保持原样整整六个月。他的床也没有铺好，他的书包仍旧扔在地板上，他的牙刷也仍然放在浴室的架子上。

有一天，我一觉醒来，突然觉得没有必要再这样保持下去了。我认识到，我把他的卧室变成了一个祭奠的场所，这只会让我们家愁云密布。这让我们都要踮着脚，绕过加勒特扔在地上的那些东西，但为什么要这样呢？

我在疗愈的过程中意识到，继续保持他房间的原样是没有必要的，而且这样只会伤害我们活着的孩子和我的丈夫。我这样做，好像是在让他们觉得，我将要永远地悲伤下去，因为加勒特不会回来了。

处理你已故孩子的遗物时，请务必让你所有的孩子一起参与。当你在经历这种悲伤时，很关键和很重要的一点是想一想：你其他的孩子希望用什么方法来纪念他们失去的兄弟或者姐妹。

让你的孩子们来参与是很重要的。这不仅提供了一个机会让他们来帮助你，同时，也帮助他们自己把情感和怀念做正确的处理。

当孩子们拿走了他们所想要的遗物后，我打电话给我的好友加纳和希拉·西蒙斯，他们和我的友谊可以追溯到加勒特出生的时候。他们带来了大塑料袋和箱子。

"我们愿意保存所有的东西，"我说，"将这些储存起来就可以了，一点点来，对吗？"

这是我当时所能做到的最大限度的事了。以后的几年，我回去整理那些箱子，当时机成熟了，把里面的东西一样一样地拿出来送人，那时也意味着，我不再需要用保存这些具体的东西来连接我和加勒特了。

当然，我仍然保存了一些对我最有意义的东西。比如他的婴儿鞋、他的"超人"帽子、他的足球、他那些有球星符号的外套、他的照片以及所有他写下文字的纸张。这些很特殊的东西仍然和我在一起，他的爱仍然到处存留，只在一念之遥。

‖ 踏脚石 ‖

记忆的书和盒子

在你的孩子去世后，最令人心痛的事之一，就是整理、赠送和打包他的遗物，如玩具和衣服。你要一步一步地去做这些事，因为只有这样做，你才能随着自己的平复，慢慢地把他的东西送人或捐赠。

请和你的家人商量一个整理遗物的时间表和计划。这包括你的配偶、孩子，或者你所爱的人，让他们都来参与。

- 从你的朋友列表中找出谁可以在这个过程中于某些具体方面来帮助你，比如找打包材料，联系捐赠机构。

- 在你已故孩子的房间里花一些时间，回忆和感受他的音容笑貌，让所有的家庭成员都这样。

- 鼓励家庭成员一起来讨论你的孩子的个人遗物，以及如何来处理这些遗物。

- 注意那些可以代表你的孩子一生的重要东西。即使你去世的孩子还只是个婴儿，把他用过的毛毯拿出来展示；假如他是一个幼儿，把他学走路时穿的婴儿鞋放进一个玻璃盒子里；假如他上了幼儿园，那么把他用手指画的画镶到镜框里；假如他是一个很好的棒球运动员，把他的棒球帽放到箱子里。这些东西都证实了你的孩子有过他自己的生活，而那些小小的里程碑都已被竖立起来了，这样，就让你的内心感到平静，因为你知道他已过完了整整的一生。

- **选择一些你要镶入镜框的东西。**我把加勒特的记事板拿到店里配上镜框，因为这体现了他去世时的那一刻。在那个记事板上，有他的冰球赛票、歌词、有趣的画片、照片、要去做的事的单子、朋友和比萨店的电话号码等。

- **请为一些特别的遗物留出几个箱子。**可以分为体育用具、衣服、书籍、玩具以及学校的功课等。有些东西，你也许想永远保存，而有些东西，随着时间的推移，你也许觉得可以在适当的时候送人。你可以慢慢来做这些事，在你自己克服悲痛的过程中平稳地进行。

- **当你决定要放弃某些东西时，请考虑捐献。**捐献给各个慈善组织的东西，最好是他们所需要的，当然，也可把有些东西送给你的好友和他们的孩子。

- 可以考虑建立一个公共项目来纪念你的孩子。比如在公园里种一棵树，在你已故孩子的学校设一条长椅，或者以你已故孩子的名义，捐赠一批书籍给你的社区图书馆。总而言之，询问一下你的朋友和家庭成员，看看他们有什么建议。

- 在你的日记或工作手册里记下你的孩子的遗物存放地。请相信我，不记下来，你会忘记的，一旦你忘记了，你会搜肠刮肚地去想、去找。

‖踏脚石‖

纪念日、节假日，以及生日

对于失去孩子的父母，即使是在人们看来最美好的日子，如节假日、生日和纪念日也可以成为一种压力。当你失去一个孩子，他的消失，给这些日子留下了一个巨大的空洞。

请为你的情绪起伏做好准备。有时候，我发现等待那些日子的到来，比它实际到来的时候还难受。一定要事先为自己准备一个计划。

- **计划，计划，再计划。** 你的孩子的生日和忌日是你疗伤过程中重要的里程碑。在这些日子来到之前不能不做计划。如果你有计划，你就能控制这一天。假如你决定，这一天要在忧伤中度过，你就这么做，邀请你的朋友和你一起来分担。

- **建立一些新的纪念仪式。** 否则，哀伤就如同"房间中的大象"，它明明存在却被人刻意回避或无视。

- **让其他孩子和他们的朋友给你一些新的主意，** 如何在你逝去孩子的纪念日里纪念他。

- **为你的孩子的生日和忌日做一个计划，**动员你的配偶、家人、朋友一起来做些事。不能不做任何准备，因为这样很容易让人陷入抑郁。做一些计划，这样你就有了向前看的动力。

20

走出去，在互联网上联结

"这个世界需要有一种情感，我们在那里可以彼此感知。"

——简·休斯敦（Jean Houston），《你我的梦境家》（*The Wizard of Us*）的作者，曾在《奥普拉的超级灵魂同日脱口秀》（*Oprah's Super Soul Sunday*）接受访谈时说。

有时候，我们会从最意想不到的人和地方得到慰藉。这一章在我儿子刚刚去世的时候是写不了的，因为这一章中所写的事，在那时候并未发生。

社交媒体彻底改变了人们寻求与他人联系的方法，也改变了人们哀伤的方式。社交媒体为我们提供了一个强有力的工具来寻求广泛的、改变生活的信息。现在已成了现代社会的人们交流的崭新平台。

通过社交媒体，我们有能力去庆祝生命，也可以分享痛苦。其好处在于当你伸手求助时，你会瞬间被巨大的人群所围绕，他们给你安慰，给你讲故事，给你看鼓舞人心的照片，或者为你做改变人生的祈祷。

同样的，社交媒体也给你机会去分享你可爱的孩子的照片、文字和录像。它增加了你去和你的朋友以及家人进行交流的机会。你也许会问："为什么我要与人分享我的个人信息呢?"但是，在社交媒体平台上，别人对你求助所做的回应和给你的慰藉是你做梦也想不到的。这也让他人感觉好一点，因为你也让他人的生命更有意义。

我可以保证，你总有机会去回报人家的善意。要知道，没有一个人没经历过悲痛和苦难。我们大家总会在一生中的某一个时刻，经历失去亲人的悲痛。当父母失去了孩子，巨大的同情围绕着我们。因为失去孩子是一种无法评估的巨大悲剧。人们只要想象一下你的绝望，都会心碎，所以说这是"所有厄运中最糟的一种"。

社交媒体的使用，重现了一种传统的应对哀伤的方法，这个传统在我们这个社会里已消失了好几十年。很多年以前，当有人去世了，人们会像一个团体那样聚在一起。现在这已不复存在，每个独立的家庭，在他们的一生中，不太可能总是居住在同一个社区内。现在，我们散居在世界各地。工作调动和责任感充满了我们的生活，我们不得不和家人与老朋友分离。

进入社交媒体，我们的生活就被永远改变了。它构建了一个小小的世界，一个巨大的社区。我们和童年时代的朋友以及远房亲戚可以重新建立联系。

通过社交媒体不仅可以很容易地寻找到那些和我们志同道合的新朋友，也可以重新找到那些我们二十年没联系的老朋友。

我们也可以找到那些同样经历过苦难的人，也许，甚至和那些经历过"最糟的厄运"的人联结。

社交媒体是一个可以自由宣泄、感受哀伤、分享疗愈信息，以及从那些"过来人"身上汲取经验的地方。它可以在你的失眠之夜激励你。即使是在黑暗中，也总有一些清醒者，默默地陪伴着你。

你只要在社交媒体上说："我真是非常想念我可爱的孩子。"你几乎会立刻得到回复，有人会说，他们为你祈祷，也有人给你一个微笑、一个拥抱，群体的力量是无穷的。

那么，为什么会有人来关心你呢？同情心和帮助弱者是人的天性，社交媒体把呼求帮助视为"紧急事件"。

对社交媒体持有怀疑的人可能并不同意，但我的经验是，人们是愿意给你爱心和同情心的。当你伸出求援的手后，你会对联结程度之深感到惊奇。

社交媒体上有很多的"聊天室"，它们像是专为我们这样的父母所设的。什么是"聊天室"呢？其实它们就是一个个互联网站，在那里，有同样问题或同样兴趣的人可以在一起讨论、研究和交流。

我选用了"脸书"（Facebook）作为我的主要社交媒体。当然，我对在社交媒体上选择朋友十分小心，我设置了隐私保护。

令我最为高兴的是，我收到了加勒特朋友发给我的出人意料的信息。他们在社交媒体上和我分享了很多以前他们和加勒特在一起时的故事和回忆，我总觉得这就像是收到了加特勒从天堂寄来的明信片。有时候，他们会把一些我从未见过的照片贴上去，有一次他们甚至还上传了一段我儿子在夏令营的视频。过了这么多年，加勒特的朋友们仍然找到了我，并依旧牵挂着他，这是多么珍贵啊！

就像很多人给你温暖和善意那样，回报他们以同样的真情极为重要。多关注别人对支持以及祈祷的需要，这也帮助你自己抚平心灵的创伤。毕竟，我们共同生活在这个星球上，我们要以爱的形式来互动，这是给予与回报，也是人性之光。

假如你不知道如何运用社交媒体，我建议你去上一堂课，或者请教几个青少年朋友。你要注意选择什么样的网友，要与合适的网友交流。千万不要把自己的个人信息放到网上去，尤其是那些可能伤害你的信息，比如不要在网上说你正在旅行等。

社交媒体不可能取代心理咨询师，也取代不了互助组。有些互助组有他们自己的"脸书"网站，在那里，你可以选择几个独立的群体，开展你们的讨论。

这是一种相对来说比较新颖的哀伤疗愈方式。虽然这样的方式不一定对每个人都适用，但值得一试。

我不会忘记那一天，我儿子高中时的女朋友，十七年后从"脸书"上找到了我。这件事令我喜笑颜开，感受到发自内心的快乐。现在，我们可以分享往日的回忆，但更重要的是，我们也分享了"当下"的快乐，以及"当下"所提供的每一刻宝贵时光。

▎踏脚石▎

在出乎意料的地方，寻求慰藉

你说，从小到大，我从未做过这件事，我不会做。

但你并不是从小就会开车的，你是学的。

——加里·维纳楚克（Gary Vaynerchuk），《征服》（*Crush It*）的作者

互联网和社交媒体可以成为你哀伤疗愈过程中很好的资源。

- **考虑在"脸书"上开设账号，建立一个你认识的朋友群组。**你们的对话可以很亲密，"脸书"的好处是你不受字数的限制。在"推特"（Twitter）上，你只可用 160 个字。

- **设置隐私，并小心你在网络上交的朋友。**只接触那些你认识的人或他们推荐过来的"朋友"。

- **在网上，或者在"脸书"上加入一个群体，而这个群体**

一定要能使你觉得可以放心去交流思想。你的心理咨询师也可以给你推荐一些网络群组。

· 搜寻"失去孩子的父母"的"聊天室"。我找到了一个由梅洛迪·贝并蒂耶（Melody Beattie）主持的聊天室，她是《哀伤俱乐部》（*The Grief Club*）一书的作者。她也失去了一个孩子，她的网站为失去孩子的父母们提供了"聊天室"。

· 请你的心理咨询师，或者失去孩子的父母小组的负责人推荐一些网上的有效信息。

· 在"谷歌"（Google）上搜索也可以。"谷歌"搜索的资源非常丰富。

· "Printerest"和"Instagram"这两个社交平台也很好用，尤其是在与人分享照片方面，它们是以照片为主的社交媒体。

· 假如你不懂怎么去做，但又想在你的疗伤过程中运用社交媒体这种形式，请你去你所在的社区中心上一堂课，或者找一位朋友来帮助你设置一下。

21

模式中断和亲密关系恢复

"人们往往很难走出苦难。比起面对未来不可知的恐惧，他们更情愿让自己留在所熟悉的苦难中。"

——释一行禅师，禅宗佛教僧侣，智者，作家

你有没有经历过这样的时刻：你相信有些人是天使的信使，由于他们的出现，你的内心得到改变。

在我们最悲痛的那一年，大卫成为电视剧《潜随猎手》的执行制片人。我们的儿子去世后，大卫几乎完全埋头在他的工作中。埋头工作的确在短时间内掩盖了他的哀伤，因为他可以把自己完全转化到电视剧的剧情里去，并暂时忘记丧子之痛。

但是，当他晚上回到家里，现实也随之回来。我们为已失去平衡的关系而挣扎，而这种不平衡的关系正是由于我们的哀伤所致。

与大卫合作的执行制片人，斯图·西戈尔（Stu Segall）和他的夫人温蒂（Wendy）在我们最黑暗、最悲痛的时刻，为我们提供了一个休息的机会。他们给了我们两张去意大利旅行的机票，还包括旅馆住宿。这是黑暗中的一份温暖的礼物。

我从十六岁起，就喜欢上了意大利，那时我随《与人共处》剧组在意大利旅行了几个月。大卫很喜欢听我讲述意大利的故事，我们俩都很喜欢意大利的文化和美食。

正如我前面的章节里讨论过的那样，丧子几乎使我们的婚姻生活崩溃。加勒特去世后的三个月内，我和大卫一直在我们的关系上挣扎。我们仍在早上和晚上亲吻一下对方，但任何超越这样的亲密行为，好像都不能承受。互相接触虽可以提升一下情绪，但也会很快变成哀伤。

我记得很清楚，大卫和我在去意大利的飞机上睡得比我们那几个月以来都好。我们好像钻进了一个舒服的蛹茧，伴随着飞机的引擎声熟睡。

飞机降落后，我们叫了一辆出租车从机场到罗马市区，住进了哈斯勒大酒店，该酒店就在罗马著名的"西班牙广场"上。

跟着酒店服务生到了二楼，我们都已筋疲力尽了。他为我们开了门，并示意我们进房间。房间是以灿烂得像阳光一样的黄色为主色调布置的，房间的每个角落几乎都是黄色的，黄色的墙纸，黄色的床单和黄色的窗帘。这使我们不得不笑了起来，这种发自内心的高兴，在那时是一种很奇怪的感觉。

我们在房间里放好箱子，然后走出旅馆去寻找我们的第一杯卡布奇诺。当我们漫步在那些石板路上时，我看到大卫开始放松自己了，我也是。

我们走进一家咖啡馆，大卫要了一杯双倍浓缩的卡布奇诺。他付了当时意大利的货币里拉，然后用西班牙语说"谢谢"，他连续说了无数遍。他实在不知道应该给多少小费，只能把钱留在吧台上，那服务生看起来也很满意他给的小费。但当大卫和我坐到餐桌旁去时，那吧台上的服务生突然叫住我们。

大卫马上又从口袋里掏出钱来，放在吧台上。那服务生点点头，数了数钱，这才走开。

我们离开咖啡馆的时候，笑得简直到了歇斯底里的程度。

后来我们才知道，在吧台上喝卡布奇诺是一个价，在饭桌上喝则是另外一个价。那简直是一个里程碑似的时刻，就是这场大笑，驱散了我们的哀伤，把我们从痛苦中解放出来。

这个经历对大卫来说非同寻常。我们回到旅馆后，大卫向旅馆的前台雇了一位向导，来陪我们玩整整一周。

安杰洛（Angelo）第二天早上来的时候，穿着深蓝色的西装，菲拉格慕的皮鞋，笔挺的衬衫袖口上还别着饰物，领带也系得完美无瑕。我们钻进了他的奔驰轿车，马上开始了我们在罗马的"私人游"。我是说真正的私人游！

我们的第一站是梵蒂冈。安杰洛带着我们绕过了排在外面的长长队伍，进入了圣彼得大教堂。我们从一个巨大的门进去。这时，我马上感到回忆的思潮汹涌而来，因为我十六岁那年来过梵蒂冈。我朝右面看去，《圣母怜子》（*Pieta*）的雕像还在我记得的原来的位置，只是现在雕像的外面多了一层防护玻璃。

这座雕像是文艺复兴时期的巨作，由米开朗琪罗于1498至1499年间完成。雕像展现了死去的耶稣躺在圣母玛利亚的膝部，我第一次见到这座雕像是在1968年，我记得当时的情绪感受，甚至流出的泪水。

我此时的眼光望着雕像，我懂了，玛利亚是一位母亲，失去了她可爱的儿子，她生命中的一部分，而我正和她一样，也体会过那种感受。

那时候，十六岁的我是不可能去想象有一个孩子是什么样的状况的。当然，更不可能知道失去一个孩子会是什么样的感觉。现在回头来看，也许只有我当时的灵魂才知道，丧失是我注定的命运。

安杰洛带着我们穿过大教堂，进入了西斯廷教堂。西斯廷教堂正在整修，对外不开放。但不知怎么的，安杰洛设法让我们进去了。我们虔诚地站在那里，安杰洛打破了沉默："好吧，大卫，桑迪，你们看到什么了吗?"他挥了挥手指，像个老师，然后说："什么都没看见吧?"

他从口袋里掏出了一把钥匙，然后领着我们走向另一扇在教堂外面的门。我们进入了那扇门，看到里面有十几位艺术家正在整修一些大师们的作品，等这些作品整修完了，梵蒂冈博物馆会把它们重新陈列出来。

然后，安杰洛领着我们到楼上教皇的会客厅。他有钥匙打开那些神秘的门，进入私密的房间。我们还参观了以前教皇穿过的袍子，然后从二楼的窗户望出去，可以看到下面的圣彼得广场。

我们在花园里看到了春花绽放，一些穿着袍子的人在午后的阳光下安静地打盹。

过去的几个月内，由于加勒特的去世，我对任何事情，除了感到悲痛之外，完全是麻木不仁的。但现在，我看着这美丽的梵蒂冈花园，感到我的精神复苏了，尤其是对一切美的东西的感受回来了。我感到加勒特就在我的身边，我一点也不感到哀伤。

晚上，我们回到旅馆后，大卫和我再度外出，在罗马的街上闲逛。夜晚的空气使人陶醉，我们心情愉悦地四处浏览广场、喷泉和雕像。正是在那些引人入胜的夜晚，我们重新捕捉到了"快乐"的感觉。

大卫在"许愿泉"前吻了我，我们发现身体之间的爱情重新回来了。

我们在意大利的最后一天，安杰洛开车带我们去了罗马郊外的乡村。经过一段弯弯曲曲的道路，我们来到了一个神秘的郁郁葱葱的森林。

我们在一幢古老的砖房前停下，砖房的一边由于百年的风化而显得破旧，屋外，几张桌子围绕着一个巨大的烧火的炉子，一个露天饭店天然而成。

安杰洛立即进入角色，他让我坐在可以看得见烧火的炉子对面，这样我就能看到厨师的"表演"。饭店的侍者递上了菜单，安杰洛摇摇手说："不，不。"他不需要侍者拿来的菜单，他要亲自为我们点菜。

我对自己马上将要享受的一顿一生中最美味的大餐毫无概念。这顿大餐从烧烤的红辣椒和浇上纯香橄榄油和香醋的新鲜莫扎里拉奶酪开始，厨师将烤过的松子和香味浓郁的罗勒随意洒在盘上，而后就是松脆的出炉面包，所有这些都散发出交响乐般的香味。

下一道菜是从烤炉里拿出来的。那是一个烧焦的羊皮纸包，放在一个白色的盘子上，简直就像一件礼物！饭店的侍者剥开纸包，里面是一盘手制的粗粮煮面，里面有新鲜的青豆、奶油、火腿等，整道菜散发着木炭烤出来的香味！饭店侍者递上了陈年的帕尔马奶酪粉，我看了看安杰洛，他点了点头，示意我试一试。

"谢谢！"我说。

我一向喜欢烹饪，而且我的手艺也不错。多年来，我一直在上烹饪课。我学习《好胃口》(*Bon Appetit*)就像在做研究论文一样。我欣赏创意料理、适当的食材搭配以及精美的装盘。

当这些元素组合到了一起，我可以看见、闻到、尝到这如同来自天上的美味佳肴，它会令我忍不住流泪。那天在意大利的那家餐馆里，就是这样的时刻。安杰洛看到了我的眼泪，他把手轻轻地按在我的肩上，微笑着。这是他最后的盛大谢幕。

直到今天，我都不知道安杰洛是怎么带我们进入罗马的那些私密场所的。我们的生命因此改变了吗？那是绝对的。

在我们失去孩子的悲痛时期，这让我们的婚姻重新出现活力，这实在是送给我们的最好的一件礼物。我们把哀伤的回忆储存起来，在一段时间内，我们不需要去想它。事实上，我不记得我后来又哭过，好像再也没有。

除了那次在意大利的饭馆。

中断模式和恢复亲密关系

> 关于快乐，我学到的最大真谛是：它往往离我
> 们最多只有一念之遥。
>
> ——罗伯特·霍尔登博士(Robert Holden Ph. D)，
> 《转变会发生》(*Shift Happens*!)的作者

哀伤可以成为一个难以戒掉的习惯。但意大利的旅行，使我们挣脱了悲痛的模式。我并没有感到我背叛了加勒特的去世，相反，大卫和我都感到我们得到了一个重新生活下去的机会，正如我们的儿子所希望我们做的那样。

"中断模式"是中断哀伤的情绪、忧郁和哀伤的习惯。因为哀伤能在悲剧发生后成为一种生活的习惯。你绝不能让哀伤控制你的生活。

- **中断你的"哀伤模式""愤怒模式"或者任何会威胁你生活的"模式"。而打破这些"模式"，需要做一些与往常不同的事。这并不意味着一定要去制订一个庞大的计**

划，比如去欧洲旅行。它也可以是爬山、去海边，或者是去看望一位好友。

- **假如你准备去旅行，请你从你的"生命线"列表中找出可以帮助你的朋友，让他们帮助你安排旅程，准备行李。**我自己对旅行前的准备等事往往毫无头绪，甚至觉得心烦意乱。我请我的朋友凯伦·鲍德温（Karen Baldwin）来帮忙，她是前"世界小姐"。我知道她是安排旅行计划的行家，她不止教我如何打包，还把她的旅行箱借给我。

- **有时候，不和配偶而与你的朋友出去旅行，也能使你从悲痛中解脱出来。**我儿子去世几个月后，我最要好的朋友梅丽莎·吉尔伯特带我去圣地亚哥泡温泉。我们在那里待了三天，在一起锻炼身体，吃健康的食物，做推拿，以及去山间远足。我永远不会忘记我们一起在游泳池里打水球时，我突然除了赢，什么都不再去想的情景。当我把球从网的一边打过去的时候，球正好打在梅丽莎的右脸上。当时我非常害怕，但她却大笑起来。我也大笑起来，我的笑声是那么的响亮，它好像是从我身体里的一个陌生地方发出来的，连我自己都不认识我的声音了。但我们俩真是笑得前仰后合。

事实上，我们响亮的笑声已经引起那个推拿房管理员的不满了，但我们实在无法控制我们的笑声。

· **不要因为你的孩子的去世，而毁坏你每天生活的品质。**虽然这很难做到，但你要学会中断那些不好的"模式"。你可以每天给自己留出一点时间去感受哀伤，但仍然要让自己意识到你仍能开心。悲剧发生后，仍然要保持欢喜之心是很难的。这使得打破哀伤情绪的模式变得更为重要。

· **一定要花些时间来调整你的精神世界。**阅读励志书籍能够中断你哀伤的习惯。你也可通过互联网去查询一些网站。

· **哀伤的泪水和喜悦的泪水，有不同的化学成分。**把一定的时间留给哀伤的泪水，然后，把哀伤的泪水转变为喜悦的泪水，让美好的记忆存进你的脑子和心底。

· **每天找些让自己笑的理由是很重要的。**看你的猫玩绒线团、和家人一起看一部喜剧电影等，都是有效的方法。动物视频常常使我大笑 。

总而言之，对出现奇迹的可能性和送来奇迹的人敞开心扉。我对我们那次意大利之行永远心存感激。在我儿子去世这场巨大悲剧发生后，说实在的，我第一次感受到和经历了和我丈夫之间的亲密关系。我在生活中重新找到了喜悦和欢笑。

调节关系和亲密接触

与你的配偶进行亲密的身体接触，是哀伤疗愈过程中的一个关键部分。性爱，这时候在你的脑子里大约是排在最后的，这时，你甚至有可能对性爱有一种负罪感。请放下这样的恐惧和不适。每周留出一两次早上或晚上的时间，与你的配偶选个安静和私密的地方随意地躺在一起。

- **成为身心放松的夫妻**是哀伤疗愈过程中的重要部分。其目的就是要让两个人的心绪安静下来以及重新有生理上的联结。你们可以营造一个轻松的环境，点上蜡烛，播放一些柔和的音乐。

- **请深呼吸，集中于你现在的感觉。**让你自己深深地呼吸。

- 假如你对生理接触感觉困难，也许你需要耐心、反复地练习放松，你可以选用简单地相互接触、呼吸，找一个安静的地方，这通常会引向性爱。

- 在结束的时候，记得热情地吻你的配偶，不管如何，以这样的方式结束你们的亲密关系。

- **假如你们的性生活总是出现障碍，请不要犹豫，去找一位专业的医师，他们的专业建议可以拯救你们的婚姻。**

要知道，在你们的生活中恢复性爱也许需要一段时间和努力，但其结果是两人的关系更紧密和相爱。它能使你们的婚姻状况变得更健康、更有活力。

22

生活还在继续

突破枷锁，重获幸福和喜乐。

最关键的是，把你生命中发生的一切，都看成一种恩典。无论如何，只要我们依然可以看、可以听，我们总会发现恩典就在其中。我在一生中遇见的最大恩典，是那些未获答复的祈祷和似是而非的灾难。

——马斯廷·基普（Mastin Kipp）

我曾经是一个很相信童话故事的女人。我相信只要我做个好人，一生诚实勇敢，任何坏事都不可能降临到我身上。可我意识到，没有一个人能够逃脱得了悲剧的发生。

我从失去儿子这个事件开始，就认识到丧失由两个部分组成。一个是哀伤，因为我再也不能搂着他的肩膀了。这是关于情绪的部分，只有痛彻心扉的泪水，才能让我和他联结在一起。这种情绪与时间和伤痛疗愈都无关。从今往后，每当我回首往昔，我都会怀念这种无法控制的泪水。

　　另一个部分是我们身体上的联结。我体内的每一个细胞都会和我永远在一起。我和我丈夫的细胞结合创造了加勒特。他是个奇迹并来自于"我们"。细胞的组合是能量的物理结合，它永远不会消失。

　　出于这样的联结，我其实还有时间，或者更多的时光来拥有我的儿子，因为他在我的体内，一直如此。

　　假如我能多拥有一天的时间来对我儿子说"我爱你"，那又会怎样呢？其实，不管你拥有多少个日子和你失去的孩子在一起，你总会希望你能拥有更多的时间来说"我爱你"，所以就让你自己平静地接受，你拥有的那天恰好就是最佳的那天，而这一切都是上苍的安排。

　　在你痛苦的初期，你认为悲痛无法克服。人们说："时间是治疗精神创伤的良药。"但其实不然。你的孩子的去世会在你的一生中留下一道看得见的伤痕，只是你可以学着和这道伤痕共存。事实上，将来你也许不再在意它的存在。

总有一天，你可以轻松地控制你的情绪，驱逐内心的阴霾，你会注意到好多天来都没有落泪和叹息了。你会听到自己的笑声，虽然这有点怪异，但感觉会很好。

喜乐开始逐渐回到你的生活中来，你可能有点不大相信。你会说："我儿子死了，我怎么会有这样的感觉呢？"但是，一切就是这样顺其自然，就像你在欢迎一位故友的到来。

　　哀伤不是一个疾病，而是一个尊贵的徽章。

　　——罗伯特·霍尔登博士，《转变会发生》的作者

在一个不眠之夜，我非常想念我的儿子。我一人躺在床上，从床头柜上拿起我的音乐播放器。我浏览上面的歌单，想从音乐中找到安慰。结果，我选择了一首安静的音乐。

我闭上眼睛，沉浸在涓涓流水的湍动和教堂钟声中，我开始进入睡眠状态。我发现自己好像走在一个熟悉的海滩上，那海滩离我小时候在加利福尼亚州的家只有一条街，青少年的时候，我常来这里，并把它当作我的秘密基地。那时，我几乎每天都到这片海滩来，手上拿着笔和日记本，坐在那些

巨石和飞溅的浪花之间，写下了好几本反映青少年焦虑情绪的剧本，也写下了自己对将来的梦想。

在梦中，灯塔上雾号的声音唤醒了清晨的露水，那是一种令人舒服的声音。我爬上了一块巨石，海浪把带着咸味的空气洒到我的脸上。突然，我不再是青少年了。我就是现在的我，我仿佛被一件巨大而沉重的披风裹住，我知道这件披风就是"哀伤"。我的胸口闷得发慌，我挣扎着去呼吸，而我依然独自一人在那海滩上。

但马上，我好像又不是独自一人。因为那里变得有光、有爱，我便开始哭起来了，泪水从我的脸颊上流下。

我感到彻底的安全了，我可以卸下我所有的哀痛。现在没有一个孩子需要我，也没有任何事情需要我的力量。每一次浪花的飞溅，都是一次对我心灵的洗刷，而光向我涌来，让我感受到无边的平和。

当我醒来时，我擦干了眼泪，我坐在床上，觉得自己的身子很沉重。

我的天啊，我是怎么了？

我从床上跳起来，在房间里转来转去。

我死了吗？这简直不可思议，我的心破碎了吗？

假如我死了，我就再也没有悲痛的感觉了。但是，假如我死了，我的孩子们就成了孤儿，我是他们唯一的依靠呀！

我安静地站在那里，用手抓住床沿。突然之间，我感到有人好像从我身上拉起一根细丝，从脚跟开始，然后是我的双腿、臀部，一直到我的肩膀。我感到我的双手也举起来了，沉甸甸的披风从我的头上被轻轻地掀起。

当一寸一寸的虚幻的披风从我的身上被掀掉后，我感觉恐惧被冲洗掉了，直到最后完全消失了。

我有一种无可言状的安宁，而我显然知道那是什么。悲痛的披风从我的身上移去了，我的心被彻底治好了，现在是敞开的、自由的我。我感到身上有一股巨大的、充满爱的暖流。我无法用语言来描述，但这确确实实是真实的。

我回到床上，很快就睡着了。第二天早上我醒来时，我便知道我的生命已经改变了。那是一个梦吗？我不知道，而我所知道的是，这一切都真实得足以改变我的未来。

我在哀伤过程中一步步不断前行，终于走到了另外一边。

我开始祈祷，我每天都在寻求宁静。我收获了对未来的希望，恩典真的降临到了我的身上。

我知道我自己很坚强，我也知道现在的我比过去更好，我知道由于我的失去，我变成了一位更好的母亲。我再也不把每一天、每一刻当作理所当然，我开始活在当下。

我的信念在我的心中永驻，我再也不怕死了。我想我能很好地应对以后生活中的每一件事，我知道我将坚强一生。

还记得我说过的那个"走红地毯"的故事吗？我曾相信自己生活在一个童话般的世界里。好吧，现在我发现，我真的生活在一个童话般的世界里呢！

归根结底，什么是童话般的世界呢？童话不就是战胜逆境的故事吗？

今天，我过着欢喜的生活，我从未想过，我的儿子去世后，我还能过这样的日子。

我怎么知道我的哀伤平复了呢？因为哀伤不再压着我了。我认识到，在我的身上有一种力量能把我失去儿子的哀伤存放起来，只有需要流泪的时候，我才去想他。就像剥开一个哀伤的蛹茧，飞出了一只美丽的蝴蝶，它要飞出来过一个欢喜人生。我如果想哭，还能哭，但再也不会失去控制。相反，当我的心和对加勒特的甜蜜记忆连成一曲时，我会产生一种很和谐的慰藉。

我可以回首我儿子 16 年 3 个月 10 天的一生——和我在一起度过的一生。对我来说，他是一件礼物，从他去世后我所学到的，同样也是礼物。

这么多年来，我辅导过很多人走出哀伤，帮助他人使我的内心十分充实。我儿子的去世，为我打开了一扇门，我有了一个新的人生目标。

我经受了一位母亲可以想象到的最大的悲痛，但是我幸存下来了。当你说你幸存下来了，暗示你也已经历了一场战争，但事实上，你只是随波逐流，一切的一切都是早就安排好的。我的故事是一个胜利的故事，你的也将会是。

是的，你的孩子去世了，你最终会接受这个事实。你会拾回你的喜乐，重新感到幸福。你现在正在这条路上走着，你能够坚强地活下去。

我保证。

致　谢

我非常感谢我亲爱的儿子，加勒特·丹佛·佩金帕（Gar-
rett Denver Peckinpah）。他给了我 16 年 3 个月 10 天和他一起
共同生活的时间。

我非常幸运，有对我非常关心的家庭和朋友们。一路走
来，无论是在最开心的时候还是在沉痛的悲伤中，他们都与
我同在。

首先，是我的信念让我不断前进，即使当我认为信念已
不复存在于我的生命中，它依然会深深地藏在我的心底，并
在那里不停地跳动。

葆拉，谢谢你介绍我认识大卫·佩金帕，很多很多年以
前，在卡梅尔。若没有机会和他见面，我就不会有后来的家

庭和生活。你在我写这本书时给我的鼓励，就像给我披上了一条充满爱的毯子，它陪伴我写完这本书。我们的友谊能持续五十多年，是有原因的。我们的友谊经历了时间的考验。阿米卡（Amica），我爱你。

大卫，我深深地感激能和你结婚，共同生育了四个很了不起的孩子。你是一位优秀的丈夫、一位好父亲。你过早地离开了这个世界，我知道是因为你的心碎了，失去我们的孩子使你无法承受。我会永远地爱你，期待有一天我能在"珠光大门"见到你和加勒特。

特雷弗、朱莉安和杰克逊，感谢你们成为我一生中所得到的最好的礼物。我对你们每一个人都感到无比骄傲，我珍惜成为你们母亲的每一天。你们是我所知道的最坚强的孩子。你们失去了哥哥，后来又失去了父亲，然而，你们仍时常脸带微笑，找到新的生活意义。谢谢你们让我一直感到被爱。不管发生了什么，我永远和你们在一起。

梅丽莎，我们璀璨的人生又迎来一场胜利。二十年前我们初次见面时，我们的友谊的发展就无法阻止，在经历了所有这些年来的快乐、哀伤、人生大事和人生转折后，我们的友谊依然坚实。谢谢你总是保持和我随时通电话，你从不让我一个人独自哭泣。你给了我珍惜和敢于冒险的机会，帮助我重新找到了欢笑。我们的友谊无须语言的诠释，它就在那里。你给予我令我最开心、最宝贵的礼物就是，你和布鲁斯为你们可爱的儿子起名：迈克尔·加勒特·鲍克斯莱特纳（Michael Garret Boxleitner）。你用这个方法来永久地纪念我的儿子，真是太棒了。感谢上苍让我成了他的"干妈"，并能看到他长大成人。我用什么来表达我对你的爱呢？我真的竭尽全力也没有办法。但我们的心灵是相通的。我们的友谊将天长地久，我们永远是最好的朋友。

玛尔塔（Marta），没有你，我找不到回家的路。真的。谢谢你成为我的心理治疗师、辅导员、咨询师，并照顾我们一家人。

南，我的好朋友。你那动听的声音，就像是我们共同经历的录音。从《与人共处》演出起，它就录下了我们所做过的一切，谢谢你的智慧和专业素养，以及你对本书的指导。我俩都知道，你是一个能看透我一切的智者……包括我的泪水、我的灵魂和我的内心。

彼得（Peter），感谢你如此地爱我们。你是我的乐曲和心弦，从过去、现在直到永远。

我的家人，我有一个世界上最好的家庭。妈妈、爸爸、兄弟姐妹、侄子和外甥。一个坚强的家庭，一定能鼓励你前进，不管发生了什么事。我真的非常感激我们一家人能在每年的感恩节相聚在一起。对孩子们来说，这种纽带真是无价的。

乔迪，我很珍惜我们在一起的时光，那时，我们的孩子还小。感谢你给了我很多园艺方面的灵感，帮我打理花园，助我疗伤，还教会我自然界有它自己的运行法则。

凯伦，你总是知道如何说合适的话、做合适的事，你手把手地教我做出了我一生中最艰难的决定。正是我们一起写作、哭泣和欢笑的时光，帮我度过了哀伤的每一刻。我很感激你提醒我那些美好的回忆和美好的时刻，否则，我可能早已遗忘了，幸而你从来不会忘记，这就是你给我的最大礼物。

杰克（Jack），感谢你在我们必须要做艰难的选择时睡在我家的沙发上，你挽住我们的手，关爱我们，你是我们可爱的儿子杰克逊的"干爸"！

罗莎（Rosa），你对我来说，就是整个世界。感谢你来照顾我们的家人和我们的感受，你待我的孩子如同待自己的孩子，我爱你和你美好的家人。

特里莎（Trisha），直到今天，我们的友谊都在持续，我们的生活交融在一起。我是多么荣幸能看到你的孩子们长大成人啊！感谢你成为加勒特的第一位保姆，你永远是我们家庭的一部分。我很开心，你仍然能花时间到加勒特的墓前去献花。你们为你们的儿子取名"加勒特"，这是你和米洛斯(Milos)给予加勒特的最大荣誉。

吉特(Gidget)，我最要好的朋友。你的家，永远是我和我的孩子们安全的避难所。你是否知道，你的心胸有多么宽广？再次感谢你参与了我一生中最美好的时光：我的婚礼，以及我的疗愈成功！

帕克一家(The Packer Family)，每当我想起加勒特的童年，我总会同时想起你们。我们在克里罗路(Cerrillos Drive)上一起度过的日子是多么美好啊！乔治，你和加勒特是永远的好朋友。

加纳和希拉，感谢你们的友谊、你们的引导、你们的鼓励和你们对我们一家的爱。谢谢你们成为我们的家史、家族故事和秘密的收集者。这些材料塑造了帕克金帕这个家族。我们会一直和你们保持联系。

兰迪，我是多么感激你啊！你一直鼓励我坚持锻炼身体。我知道当我们在一起晨练时，我释放出了体内的内啡肽，它有助于我的疗愈。我们的友谊，当然还包括运动，使我们见证了这些！

金（kim），谢谢你做我的朋友，帮助我在一个新的地方，重建我的生活。你不知疲倦地听我述说我的故事，并使我们的"工作"充满乐趣。

我的女朋友们，你们当中有些人，我已提到了，有些我没有公开，你们用满腔的爱保护了我。要知道你们对我是多么的重要，你们引领着我走过了漫长的道路。我永远与你们同在，就像你们待我一样。

沃尔特（Walter），感谢你成为我的缪斯，鼓励我不断地写作，即使我说，我的故事实在太哀伤，难以用文字来表达。但你说："坚持下去，因为这很重要。"写作把悲痛变成了目的。

艾米（Amy B.），感谢你帮助我设计了这本书里的练习题。你的帮助是这本书的出发点。

埃米莉（Emily），你是加勒特所爱的第一位也是唯一的女朋友。他去世前的那晚，还在准备为你包装圣诞礼物。感谢你重新联系我，这令我非常高兴。

詹姆斯·劳伦斯·德吉罗拉莫（James Lawrence de Girolamo），你抓住了我的心、我的灵魂和我的精神。与你相爱，使我心中留有一个安全的地方。你尊重我的过去，让我可以尽情表达自己的哀伤。我把头偎在你的肩上时，就找到了一个安全的地方。你赞扬我可爱的儿子加勒特，你也尊重那位和我一起把这些美好的孩子带到这个世界上来的男人。我在你那里得到了喜乐和福佑。我得到了我从未想象过的幸福，我期待和你在一起的每一天。

我用尽一生的时间去探索真理。

生活告诉我，事情的发生，往往不是以我们的意志为转移的。

我学到，爱永远不会消失。这是人类最珍贵的经历，是荣誉和承诺，而且并不总是可以轻易收获；我学到，成为一个母亲，是一种恩赐，你和孩子们在一起的每一天都是恩赐；我学到，只要你接受，朋友和家人都愿意帮助你；我也学到，什么叫"坚韧不拔"，唯此，我们才会带着快乐去重建新生活。

失去加勒特，又失去了大卫，我想我的心是不可能再平复了。

但是，我做到了。

图书在版编目(CIP)数据

  浴火重生:一位丧子母亲哀伤疗愈的心路历程/(美)桑迪·佩金帕著;王建平,(美)王逸,(美)刘新宪译.—北京:北京师范大学出版社,2020.7
  (社会心理服务书系)
  ISBN 978-7-303-25082-0

  Ⅰ.①浴… Ⅱ.①桑… ②王… ③王… ④刘… Ⅲ.①精神疗法 Ⅳ.①R749.055

  中国版本图书馆 CIP 数据核字(2019)第 211840 号

营　销　中　心　电　话　010-58807651
北师大出版社高等教育分社微信公众号　新外大街拾玖号

YUHUO CHONGSHENG
出版发行:北京师范大学出版社　www.bnupg.com
　　　　　北京市西城区新街口外大街 12-3 号
　　　　　邮政编码:100088
印　　刷:三河市兴达印务有限公司
经　　销:全国新华书店
开　　本:890 mm×1240 mm　1/32
印　　张:6.875
字　　数:120 千字
版　　次:2020 年 7 月第 1 版
印　　次:2020 年 7 月第 1 次印刷
定　　价:45.00 元

策划编辑:周益群　　　　　责任编辑:周　鹏　王思琪
美术编辑:李向昕　　　　　装帧设计:李向昕
责任校对:包冀萌　　　　　责任印制:马　洁

版权所有　侵权必究

反盗版、侵权举报电话:010-58800697
北京读者服务部电话:010-58808104
外埠邮购电话:010-58808083
本书如有印装质量问题,请与印制管理部联系调换
印制管理部电话:010-58805079

Copyright ©2014 Sandy Peckinpah

All rights reserved.

版权所有，侵权必究。

Beijing Normal University Press (Group) Co., Ltd. is authorized to publish and distribute exclusively the Chinese language edition. This edition is authorized for sale throughout the World. No part of the publication may be reproduced or distributed by any means, or stored in a database or retrieval system, without the prior written permission of the publisher.

本书中文翻译版授权由北京师范大学出版社(集团)有限公司独家出版并在全球销售。未经出版者书面许可，不得以任何方式复制或发行本书的任何部分。

北京市版权局著作权合同登记号:图字 01-2019-5201